Inhalt

Vorwort	5
Theoretischer Teil	7
Was sind Säuren?	7
Was sind Basen?	8
Wechselwirkungen im Körper	8
Sodbrennen und Magenprobleme	10
Krank durch Übersäuerung?	13
Alltägliches führt zur Übersäuerung	13
Auswirkungen der Übersäuerung	16
So stellen Sie eine Übersäuerung fest	17
Ernährungsumstellung	21
Säure-Basen-Wertigkeit der Nahrungsmittel	22
Besondere Ratschläge	25
Fasten kann jeder	26
So gelingt das Abnehmen	28
Sport und Bewegung	29
Basengemische als Nahrungsergänzung	30
Entsäuerung durch Milchsäure	32
Hinaus ins tägliche Leben	33
Das Wichtigste in Kürze	34
Praktischer Teil	38
Lebensmittelübersicht	38
Was versteht man unter Säure-Basen-Ernährung?	50
• Tipps zur besseren Auswahl und Zusammenstellung Ihrer Mahlzeiten	51
• Zusammenfassende Checkliste für mehr Wohlbefinden	52
Die vorwiegend „saure" Speisekarte im Restaurant	54
• Günstige Menüzusammenstellungen	54

Inhalt

- Tipps für die Zusammensetzung und Bestellung
  der Speisen in Restaurants und Gaststätten   57

Praktische Küchentipps aus der Sicht des
Säure-Basen-Haushaltes   60

Basische Grundrezepte   64

Günstige Menüvorschläge aus der Sicht des
Säure-Basen-Haushaltes   79

Das Wichtigste über Einkauf und Lagerung von
Lebensmitteln   102

- Fette   102
- Käse   102
- Geflügel   103
- Fleisch   105
- Fisch   105
- Gemüse und Obst   106
- Frischkräuter   107
- Getreide   107

Literatur   108

Vorwort

Liebe Leserin, lieber Leser!

1991 ist die 1. Auflage des Fachbuches *Praxis des Säure-Basen-Haushaltes* erschienen. Inzwischen gibt es die 4. Auflage, vom Patientenratgeber die 3. Auflage. In diesen Jahren sind mir in meiner Allgemeinpraxis mit Schwerpunkt Naturheilverfahren und insbesondere Entsäuerung viele Problempatienten begegnet. Es ist auch für mich erstaunlich, dass vielen selbst nach großen Odysseen durch eine einfache, aber konsequente Entsäuerungsbehandlung noch geholfen werden konnte. So manche Buchausgabe ist danach noch erschienen. Aber unsere direkten Erfahrungen aus der Allgemeinpraxis und der täglichen Kochpraxis können Sie nur aus dem nun vorliegenden Buch mitnehmen!

Eigentlich ist das Einkaufen und das Kochen ganz einfach: Schauen Sie sich das Titelbild an, kaufen Sie dann die Nahrungsmittel ein und bereiten diese zu, in Olivenöl dünsten und genüsslich verspeisen (Bissen für Bissen auskosten). Das wäre das ganze Geheimnis eines gesunden Säure-Basen-Haushaltes. Dazu wenig Ärger mit den Mitmenschen, nicht zu viel Disstress und ein ausgeglichenes Seelenleben. Aber die meisten Leserinnen und Leser werden sich schon weit von diesen idealen Wunschvorstellungen entfernt haben, und wir alle müssen versuchen, mit dem Leben „zu leben". Deshalb könnte dieses Büchlein für viele eine Hilfe sein. Zum einen kann man das Wichtigste zum Säure-Basen-Haushalt in Kurzform lesen bzw. nachlesen. Zum anderen lernt man die Nahrungsmittel näher kennen und wie sie zu Gerichten zusammengestellt werden können.

Aber einige Worte zu jenen, die die Schlagworte *Säure-Basen-Haushalt* und *chronische Übersäuerung* noch nicht oder nur beiläufig gehört haben. Um es auf den Nenner zu bringen:

Vorwort

Unser Wohlbefinden ist abhängig von einem soliden, ausgeglichenen Säure-Basen-Haushalt. Sind wir sauer, so sind wir es im wahrsten Sinn des Wortes. Wir sagen gern zum Mitmenschen, „bist du aber heute wieder sauer", wenn er missmutig und gereizt ist. Wir sagen aber auch, „ich fühle mich heute wie ausgelaugt". Dies trifft dann völlig die biochemische Situation, die Körperbatterie ist durch Arbeit und Disstress entladen, die Basen = Laugen wurden verbraucht, und man ist „ausgelaugt".

Peter Mayr, der Verfasser zahlreicher Kochbücher, hat auch in diesem Büchlein seine exzellente Kochkunst für Sie walten lassen.

Wir wünschen Ihnen einen guten Appetit!

Dr. Michael Worlitschek
Allgemeinarzt
D-94065 Waldkirchen

Peter Mayr
Dipl.-Diätküchenmeister
Gesundheitszentrum
Golfhotel
A-9082 Maria Wörth-Dellach

Theoretischer Teil

Was sind Säuren?

Um den Säure-Basen-Haushalt verständlich zu machen, muss eine allgemeine Messgrundlage benutzt werden. Dies ist in der Chemie und der Medizin die pH-Skala:

1	2	3	4	5	6	7	8	9	10	11	12	13	14
	sauer						*neutral*				*basisch*		

Mit dieser pH-Skala kann nun der Grad oder die Stärke einer Säure oder Base festgelegt werden.

Säuren sind chemische Verbindungen, die das „saure" Atom Wasserstoff enthalten. In einer Flüssigkeit schmecken sie „sauer", chemisch werden Wasserstoffatome abgespalten. Die Stärke einer Säure ist abhängig von der Anzahl der Wasserstoffatome. Als stärkste Säuren sind bekannt: Salz-, Schwefel-, Salpetersäure und Mineralsäuren. Bei der Verdünnung von Säuren ist der Satz aus der Chemie bekannt: „Erst das Wasser, dann die Säure, sonst geschieht das Ungeheure". Es würde eine überschießende Reaktion geben, wenn Säure mit Wasser verdünnt würde. Wenn sich aber Säuren mit Basen verbinden, entstehen neutrale Salzmoleküle, die dem Körper nicht mehr schaden können und normalerweise problemlos ausgeschieden werden.

Säuren im Körper sind für sich nicht schädlich, es kommt nur auf die Menge an. Die Salzsäure im Magen ist für Verdauungsvorgänge und auch Desinfektion notwendig. Die Kohlensäure wird bei der inneren Zellatmung gebildet, und durch die äußere Atmung ausgeschieden. Die Milchsäure entsteht im Muskel, wenn nicht ausreichend Sauerstoff zur Verfügung steht.

Theoretischer Teil

Was sind Basen?

Die Basen sind die natürlichen Gegenspieler der Säuren. Sie sind chemische Verbindungen, die bezüglich der pH-Skala basisch reagieren und eine Hydroxylgruppe (OH) enthalten. Wasser = H_2O ist zusammengesetzt aus einem H^+-Säuremolekül und einem OH^--Basenmolekül, zusammen bilden sie das neutrale Wassermolekül. Gutes, sauberes Trinkwasser hat einen neutralen pH-Wert von 7, nachzumessen mit jedem pH-Messpapier. Treten Basen in einer wässrigen Lösung auf, nennt man sie Laugen. Es sind vor allem mineralische Stoffe wie Calcium, Eisen, Kalium, Magnesium, Natrium. Zu den wichtigsten Laugen zählen die Kali- und die Natronlauge.

Wechselwirkungen im Körper

Grundsätzliches erklärt die Wechselwirkungen im Körper:

▶ Der menschliche Körper ist täglich einer wechselnden Menge von Säuren und Basen ausgesetzt.
▶ Beim gesunden Organismus befindet sich das Gleichgewicht natürlicherweise im *Basischen*.
▶ Da im Stoffwechsel dauernd Säuren produziert werden, muss der Organismus zur Vermeidung einer Verschiebung des Milieus diese Säuren mit Basen neutralisieren und somit ausscheidungsfähig machen.
▶ Ist die Kapazität zur Neutralisierung erschöpft, ist der Säure-Basen-Haushalt nicht mehr im Gleichgewicht, und Säuren werden in Bindegewebe, Muskeln und Gelenken deponiert.

Wechselwirkungen im Körper

Tabellarische Gegenüberstellung der Symptome im sauren und basischen Stoffwechsel:

	saurer Stoffwechsel	basischer Stoffwechsel
Nervensystem	erregt, unruhig	ausgeglichen
Temperatur	Fieberanstieg	Fieberabfall
Blutdruck	erhöht	erniedrigt
Pulsschlag	erhöht	ruhig
Blutzucker	erhöht	normal
Muskulatur	verspannt	entspannt
Schlaf	Schlafstörung	ruhig und tief
Leistungsfähigkeit	rasche Ermüdung	große Ausdauer
Stimmung	oft gedrückt	oft gehoben
Allergiebereitschaft	stark	wenig
Entzündungsbereitschaft	erhöht	vermindert

Stadieneinteilung der Azidosen:

- Idealzustand
- Latente Azidose
- Akute Azidose
- Chronische Azidose
- Lokale Azidose

Diese Einteilung soll den Schweregrad einer Übersäuerung angeben. Im *Idealzustand* ist heute fast nur noch der Säugling nach einer unbelasteten Schwangerschaft. Aber viele Neugeborene haben schon kurz nach der Geburt Hautprobleme, sodass hier schon nicht mehr der Idealzustand vorgelegen haben kann.

Die *latente Azidose (unterschwellige Übersäuerung)* ist für die meisten von uns Alltag, es besteht eine Minderung der Pufferbasen im Blut ohne pH-Veränderung.

Theoretischer Teil

Von einer *akuten Übersäuerung* sprechen wir, wenn eine akute Infektion vorliegt. Die Ausscheidungsorgane (Nieren, Darm, Atemwege) arbeiten in Höchstleistung, um durch Entzündungen, Katarrhe, Fieber und andere Ausscheidungsvorgänge (Erbrechen, Durchfall, Harnflut) Gifte = Säuren auszuscheiden.

Eine *chronische Übersäuerung* liegt beispielsweise beim chronischen Rheumapatienten vor. Hier sind die Säuren schon ins Bindegewebe abgeschoben worden, und Abbauprozesse haben bereits eingesetzt (Gelenkveränderungen, Knochenabbau).

Wissenswert sind auch die pH-Werte der verschiedenen Körperflüssigkeiten:

Blut	7,35–7,45	Magensaft	1–2
Urin	5–8	Galle	7,4–7,7
Speichel	6,9	Zwölffingerdarm	8,0

Für die spätere Therapie ist auch wichtig zu wissen, dass zur Regulation des Blut-pH Puffersysteme bestehen, die eine zu starke Veränderung des Blut-pH verhindern, da dies für den Körper sehr nachteilig wäre:

Bicarbonat-Puffer (52%)
Eiweiß-Puffer (15%)
Phosphat-Puffer (2%)
Blutfarbstoff-Puffer (31%)

Sodbrennen und Magenprobleme

In der letzten Zeit wurde viel über das Sodbrennen als Volkskrankheit und über eine mögliche Krebsentstehung geschrieben. Sodbrennen ist aber aus der Sicht der Übersäuerung ein ganzheitliches Problem und nicht allein ein Magenproblem.

Sodbrennen und Magenprobleme

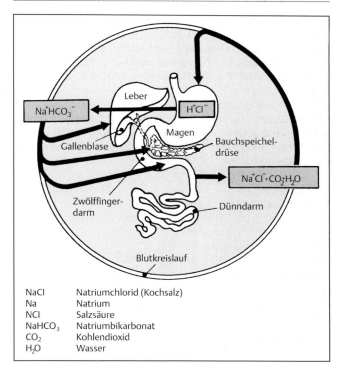

NaCl	Natriumchlorid (Kochsalz)
Na	Natrium
NCl	Salzsäure
NaHCO$_3$	Natriumbikarbonat
CO$_2$	Kohlendioxid
H$_2$O	Wasser

Auf dem Schaubild ist zu sehen, dass bestimmte Magenzellen aus Kochsalz, Kohlensäure und Wasser Salzsäure und Natriumbikarbonat bilden. Dieses Natriumbikarbonat fließt dann sofort über den Blutweg zu den Organen Leber, Gallenblase, Zwölffingerdarm, Bauchspeicheldrüse und zu den Dünndarmdrüsen.

Diese Organe nennt man auch die basenliebenden Organe, weil ihre Funktionskraft stark von einem Basenüberschuss abhängig ist. Prinzipiell ist es die ganze Verdauungsstraße,

Theoretischer Teil

die vom Übermaß der Säuren gehemmt und von den Basen aktiviert wird.

Wenn jetzt diese Organe zu ihrer Funktion mehr Basen, also Natriumbikarbonat, brauchen, so muss aus dieser Gleichung heraus nicht nur dieses, sondern auch gleichzeitig wieder Salzsäure gebildet werden. Salzsäure ist schon genug vorhanden, entsteht jetzt im Überfluss, kann jetzt den anatomisch leichten Weg in die Speiseröhre nach oben steigen. Bei vielen Patienten habe ich durch eine konsequente Entsäuerungsbehandlung und Basenzufuhr erreichen können, dass das Problem Sodbrennen selbst nach jahrelangen Beschwerden und Einnahme von Medikamenten wieder abgeklungen ist.

Es hat also nur wenig und vorübergehenden Sinn, wenn die Empfehlung ausgesprochen wird, zur Linderung des Sodbrennens nicht auf der linken Seite zu schlafen oder das Kopfteil des Bettes höher zu stellen. Das Weglassen einer belastenden Abendmahlzeit und eine Basengabe vor dem Schlafengehen wird im Sinne einer ganzheitlichen Heilung sicher helfen.

Zur Magenentleerung aus der Sicht des Säure-Basen-Haushaltes ist noch Folgendes anzumerken:

Nach Vermischung der Speisen mit dem sauren Magensaft verlässt eine erste Portion den Magenausgang in Richtung Zwölffingerdarm. Erst wenn dort die Neutralisation dieses sauren Speisebreis erfolgt ist, und zwar in einem „Quantensprung" von pH 1–2 vom Magen zu pH 8 im Zwölffingerdarm, rutscht diese Portion weiter, und vom Magen kommt die nächste Portion. Wenn aber die Bauchspeicheldrüse nicht genug und nicht schnell genug basische Verdauungssäfte liefern kann, verzögert sich der ganze Ablauf, und es kommt zu Entleerungsstörungen des Magens. Dies wird in der täglichen Praxis von vielen Patienten geschildert. Sie haben dann in der Regel auch andere Beschwerden, die in das Register der Übersäuerungskrankheiten passen. Nehmen diese Betroffe-

Alltägliches führt zur Übersäuerung

nen dann eine Basenmischung ein, so kommt es zu einer Säureneutralisation und meist sehr rasch zu einer Befreiung vom lästigen Magendruck. Es wird zwar zu einem wohltuenden Aufstoßen kommen, da sich bei dieser Neutralisation Kohlensäure bildet, aber dieses Aufstoßen wurde bis jetzt von allen Betroffenen als wirklich wohltuend bezeichnet.

Krank durch Übersäuerung?

Von Kritikern ist immer zu hören, dass die Übersäuerung des Körpers gar nicht möglich sei, da der Körper dies alles regeln könne. Der Körper kann vieles regeln, wenn er nicht überfordert wird. Plakativ sind nachstehend die wichtigsten Aussagen hierzu aufgeführt:

- ▶ Steigende Umweltbelastung durch Abgase von Autos und Industrie
- ▶ Saurer Regen und Übersäuerung der Flüsse
- ▶ Auslaugung der Böden, Schwermetallproblematik
- ▶ Verarmung der Lebensmittel an basischen Vitalstoffen
- ▶ Belastung für den Menschen durch Störungen des Säure-Basen-Haushalts
- ▶ Zunahme säuernder Stressfaktoren
- ▶ Zunahme saurer Lebensweise

Alltägliches führt zur Übersäuerung

Hauptursachen:

- • chronische Darmgärung
- • chronische Nierenschwäche
- • chronische Herzschwäche

13

Theoretischer Teil

Saure Einflüsse:

- Säurezufuhr über die Nahrung (Alkohol und phosphat-haltige Getränke)
- Bildung von Säuren durch Zellstoffwechsel (Kohlen-säure)
- Eiweißstoffwechsel (Phosphor- und Schwefelsäure)
- Säureproduktion beim Fasten und Fieber (Ketosäuren)
- Muskelarbeit ohne ausreichenden Sauerstoff (Milch-säure)
- Harnsäure aus Zellzerfall und Fleischkonsum
- Essigsäure aus Muskeltätigkeit
- Gerbsäure aus schwarzem Tee und Bohnenkaffee
- Kaliummangel durch Krankheit oder wassertreibende Medikamente
- Mangelnde Flüssigkeitszufuhr
- Zusätzlich: Farbstoffe, Konservierungsstoffe, Zahnme-tallgifte, Umweltgifte, Arbeitsplatzgifte

Es muss auch darauf hingewiesen werden, dass auch viele Medikamente, die zwar sicher ihre Wirkung und Bedeutung haben, die Übersäuerung fördern können. Dies muss bei der Einnahme bedacht und beispielsweise reichlich Wasser dazu getrunken werden.

Basische Einflüsse:

- Basenzufuhr über die Nahrung (vorwiegend pflanzlich)
- Säureausscheidung über Niere und Darm
- Abatmung von Kohlensäure (Atmungsverbesserung)
- Zufuhr von basischen Mineralsalzgemischen

Der Ausscheidungskraft einzelner Organe sind jedoch Gren-zen gesetzt, sodass im Zusammenspiel im Körper das eine oder andere stärker beansprucht werden kann oder bean-sprucht werden muss. Wir sehen, dass die sauren Einflüsse sehr vielfältig sind, während wenige basische Einflüsse bestehen. Umso stärker müssen diese ausgenutzt werden.

> **Merke:** Basen müssen immer zugeführt werden, sie können nicht im Körper entstehen.

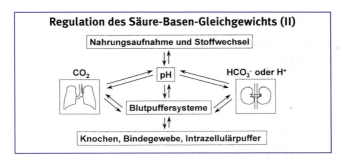

Der Stress, wie er genannt wird –, besser sollte es aber der Disstress heißen –, säuert mehr, denn durch eine seelische Fehlbelastung werden Millionen von Nervenzellen entladen. Diese müssen aber wieder auf den ursprünglichen Funktionswert aufgeladen werden, und dazu verbraucht der Körper Basenmineralien. Wenn diese ausreichend zur Verfügung stehen, wird dies rasch und reibungslos geschehen. Hat sich der Körper aber in diese Richtung schon erschöpft, so dauert es oftmals lange, bis sich ein Mensch von einem seelischen Donnerschlag erholt hat.

Saurer Regen – die Natur darf nicht vergessen werden!

Bemerkenswert sind die pH-Werte, die im Winter 2000 im Nationalpark Bayrischer Wald gemessen wurden:

- Nebelwasser   2,3
- Schneeschmelze   3,8–4,6
- Regenwasser   5,6

Theoretischer Teil

Die Fischbrut ist bereits bei Wasserwerten ab 5,5 gefährdet. In früheren Jahren gab es einen erheblich größeren Fischbestand, als das Flusswasser noch nicht so sauer war.

Wir sehen aus diesen Werten, wie die Natur leidet und sich unter der Säurelast verändert. Als Ursache des sauren Regens sind hauptsächlich die Abgase und Verschmutzungen von Industrie und Fahrzeugen zu nennen.

Auswirkungen der Übersäuerung

Aus biochemischer Sicht kommt es durch die Übersäuerung im Gewebe und speziell in der Zelle zu Störungen der Energiebereitstellung. Die Zuckerverwertung wird gehemmt und dies ist für den Zuckerkranken besonders relevant. Auch Enzyme, die vielfältige Aufgaben der Aktivierung von Stoffwechselprozessen haben, werden gehemmt und können nur teilweise ihre Aufgabe erfüllen. Es kommt zudem zu einer Blockade der Messenger-RNA, einem Eiweißmolekül in unserer Genstruktur. Damit wird die Antikörperbildung gestört oder verhindert. Es werden auch keine Reparaturproteine mehr gebildet, die eine Zellreparatur ausführen und bis zu einem gewissen Grad das Altern aufhalten können. Das Stichwort derzeit heißt „Anti-aging". Hierbei wird vieles versucht, und doch wäre es so einfach, die natürliche Biochemie des Körpers wiederherzustellen, denn dann kann er sehr vieles selbst regeln.

Durch die schleichende Übersäuerung kommt es auch zu Veränderungen des Fließverhaltens des Blutes. Die normalerweise frei fließenden Erythrozyten (rote Blutkörperchen) kleben sich geldrollenförmig aneinander. Dadurch können sie das letzte feine Kapillargebiet im Blutkreislauf nicht mehr völlig durchfließen, und der transportierte Sauerstoff kann in diesem Gebiet nicht mehr an das Gewebe abgegeben werden. Es kommt also zur schon beschriebenen anaeroben Glykoly-

So stellen Sie eine Übersäuerung fest

se (Energiegewinnung ohne Sauerstoff) mit dem großen Nachteil der Milchsäurebildung, die zunächst wieder im Gewebe gepuffert werden muss. Ist basische Pufferung möglich, werden fast keine Beschwerden entstehen, ist dies nicht möglich, so kommt es zu den so genannten Durchblutungsstörungen. Aber davon sind dann alle Bereiche und Organe unseres Körpers betroffen! An den Händen spüren wir, dass sie „wie eingeschlafen sind", und im Kopfbereich verspüren wir als Vorboten eines möglichen Schlaganfalls Schwindelzustände, Augenflimmern, Sehstörungen, Ohrgeräusche.

Das bunte Bild der „Alltagskrankheiten" wird Ihnen also nicht unbekannt sein:

- **Vegetative Störungen:** Spannungskopfschmerzen, Nervosität, Müdigkeit, Migräne, Leistungsabfall, Erschöpfung
- **Kreislaufstörungen:** kalte Hände und Füße, Schwindelzustände, Sehstörungen, Ohrgeräusche
- **Rheumatische Erkrankungen:** Weichteilrheuma, Fibromyalgie
- **Krankheiten im Verdauungstrakt:** Sodbrennen, Appetitlosigkeit, Durchfall, Verstopfung, Steinbildungen
- **Schädigungen an Bindegewebe und Knochen:** Osteoporose, Knochenbrüche, Bandscheibendegeneration, Parodontose
- **Psychische Störungen:** Schlafstörungen, Depressionen
- **Immunschwächung:** ständige Infektneigung, Abszesse
- **Hautprobleme:** chronische Ekzeme, Cellulite, Haarausfall
- **Wachstumshemmung bei Kindern**

So stellen Sie eine Übersäuerung fest

Sie selbst können sich ganz leicht einen Überblick über Ihren Übersäuerungszustand machen: Mit einem pH-Messstreifen (aus der Apotheke, oder Beilage in manchen Basenmischungen) messen Sie jeden Morgen den pH-Wert des Urins, an ei-

Theoretischer Teil

nigen Tagen auch mehrmals. Der Morgenurin wird in den meisten Fällen aufgrund der nächtlichen Entgiftungsphase sauer sein, also einen pH-Wert von 5–6 haben. Nur weiß man bei diesen Werten nicht, ob der Körper in der Nacht jede überflüssige, gelagerte Säure ausscheiden konnte. Tagsüber sollte der pH-Wert bei ausreichender basischer Ernährung zweimal den Neutralpunkt pH 7 erreichen oder überschreiten. Dies hängt damit zusammen, dass mit der Säureflut im Magen auch eine Basenflut erfolgt, und diese Basen sind dann im Urin messbar.

Ist der morgendliche pH-Wert ständig im sauren Bereich, so besteht der dringende Verdacht auf eine Gewebeübersäuerung. Langfristig sollte der morgendliche pH-Wert neutral sein, dies entspricht dann dem Gleichgewichts-Sollwert des Blutes und zeigt an, dass die Nieren keinen Säureüberschuss aus den Geweben auszuscheiden haben. Die Nieren haben zwar ihre höchste Ausscheidungskraft bei pH 5,4, wegen oft nicht erkannter Vorerkrankungen sollte die Nierenfunktion aber nicht ausgereizt werden. Durch abendliche Basengaben lässt sich diese Gefahr vermeiden.

■ Praktisches Vorgehen:

Messung: Speichel   3- bis 5-mal
             Urin   3- bis 5-mal

Am besten ist, diese Messungen an 2–3 Tagen hintereinander vorzunehmen. Zur Diagnostik im Säure-Basen-Haushalt ist *eine* Messung nur eine Momentaufnahme; sie zeigt an, was die Niere vorher ausgeschieden hat. Es kommt aber auf den Funktionszusammenhang an. Erst wenn mehrere Urinmessungen über den Tag verteilt aufzeigen, dass ein pH-Wert von 7 nicht erreicht wurde, ist mit Sicherheit von einem übersäuerten Stoffwechsel zu sprechen.

Als Starttest ist auch möglich, morgens nüchtern eine Basengabe (beispielsweise 5 Tabletten Bullrichs Vital) einzuneh-

So stellen Sie eine Übersäuerung fest

men. Dazu reichlich trinken. Die nächsten Urinproben messen, und wenn kein pH-Wert von 7 erreicht wird, bedeutet das, dass die Niere für den Stoffwechsel alle Basen weggefangen hat. Hier liegt dann ein großer Säureüberschuss vor.

Bei Rheumapatienten ist eine so genannte *paradoxe Reaktion* möglich. Diese Patienten haben Urin-pH Werte von 7, was aber nicht heißt, dass keine Säurelast vorliegt. In diesem Fall können die sicher vorliegenden Säuren aus den Zellen oder Geweben nicht zur Ausscheidung gelangen, da eine zu starke Verdickung der Zellhäute vorliegt, die eine Abgabe äußerst erschwert. Hier sind dann lokale Maßnahmen notwendig, um eine Säureausscheidung zu ermöglichen.

Sander-Test

Wenn jemand eine genauere Methode zur Diagnostik wünscht, so ist auf den Sander-Test hinzuweisen.

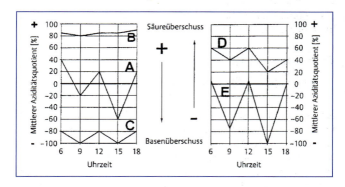

Der Biochemiker Sander hatte schon früher eine Urinmessmethode vorgestellt, die aber erst wieder in den letzten Jahren vom Labor Dr. Bayer reaktiviert wurde (70184 Stuttgart, Bopserwaldstr. 26, Telefon 0711/164180).

Theoretischer Teil

An einem Testtag werden 5 Urinproben gesammelt (6, 9, 12, 15, 18 Uhr). Die Mahlzeiten sollten jeweils nach der ersten und nach der Mittagsprobe eingenommen werden. Diese Proben kommen in Versandröhrchen zum Einsenden an das Labor.

Dort erfolgt neben der Messung der pH-Werte eine Bestimmung der Pufferkapazitäten der Harnproben. Das Ergebnis dieser Untersuchung ist in der Abbildung auf Seite 19 zu sehen. Die Kurve A ist die eines Gesunden, die Kurve B die eines hochgradig Übersäuerten und die Kurve C eines in der ebenfalls ungünstigen Basenstarre befindlichen Menschen (eigentlich nur unter hochdosierter Baseneinnahme zu beobachten).

Zum Verständnis dieses Testes:

Die Kurve beim Gesunden erklärt sich so: Im ersten Urin werden die normalen, im Stoffwechsel angefallenen sauren Stoffwechselschlacken der Nacht ausgeschieden. Beim Gesunden gibt es nun nach 2–3 Stunden nach jeder Mahlzeit eine Basenflut als Folge der Salzsäure- und Natriumbikarbonatbildung im Magen. Dies ist im 9-Uhr-Urin zu sehen. Die danach anfallenden Säuren werden bei der 12-Uhr-Probe gemessen. Um 15 Uhr ist dann wieder eine Basenflut vom Mittagessen her festzustellen.

Bei einem übersäuerten Organismus fehlt nun die Ausgleichsfähigkeit, der rhythmische Wechsel der Säure-Basen-Fluten ist dann kaum mehr angedeutet. Durch richtige Behandlung, vor allem durch Umstellung der Ernährung, kann die normale Ausgleichsfähigkeit wieder hergestellt werden.

Ernährungsumstellung

Die Ernährung muss die Grundlage eines ausgeglichenen Säure-Basen-Haushalts sein. Folgende Aussprüche möchte ich ins Gedächtnis rufen:

Hippokrates sagte: „Eure Nahrungsmittel sollen Eure Heilmittel sein, und Eure Heilmittel sollen Eure Nahrungsmittel sein."

Kneipp sagte: „Auch wenn der Vater vieler Erkrankungen nicht bekannt ist, die Mutter ist allemal die Ernährung."

F.X. Mayr hatte durch seine intensiven Studien schon frühzeitig erkannt, dass nicht jedes Nahrungsmittel bei jedem Menschen die gleiche Wirkung hat. Er hat deshalb diesen entscheidenden Satz geprägt:

> „Ernährung = Nahrung x Verdauungskraft"

Er hat den menschlichen Verdauungsapparat dabei mit einem Ofen verglichen, der schon lange nicht mehr geputzt wurde, nicht mehr den „richtigen Zug" hat. Dieser Ofen zieht nach der Reinigung dann wieder, das Feuer brennt hell und ohne Rauch, so wie auch das Darmsystem nach einer Darmreinigungskur wieder besser arbeitet. Mit weniger Brennmaterial = Nahrung ist der Mensch leistungsfähiger als in der Zeit mit überreichlicher Nahrungszufuhr.

Es soll eine Neuordnung der Ernährungsweise erfolgen, das **wie** und **wie viel** ist **wichtiger** als **was** man isst.

Die Nahrung soll gut gekaut werden, der Geschmack einer Speise soll mit Genuss erfasst werden.

Bei dieser Neuordnung spielt die Beachtung des **Säure-Basen-Haushalts** eine wichtige Rolle. F.X. Mayr selbst hat schon während der Karlsbader Zeit darauf hingewiesen, dass ein kranker Bauch die größte Säurequelle darstellt.

Für einen gut = normal reagierenden Säure-Basen-Haushalt kommt es auf das Zusammenspiel der beteiligten Organe

Theoretischer Teil

Kardinalfehler der Ernährung:

► Es wird zu schnell gegessen.
► Es wird zu viel gegessen.
► Es wird zu oft gegessen.
► Es werden zu viele schwer verdauliche Speisen gegessen.
► Es wird zu spät abends gegessen.
► Es wird zu trocken gelebt, zwischen den Mahlzeiten zu wenig getrunken.
► Es gibt keine Fastenpause = Erholungpause für den belasteten Darm.

Lunge, Nieren, Blutpuffer an. Auch hier soll es zu einer Neuordnung kommen, abgelagerte Säuren im Binde-, Muskel- und Sehnengewebe sollen gelöst werden und zur Ausscheidung gelangen können. Dafür ist das Prinzip der Säuberung Voraussetzung. Die Ernährung danach soll basisch ausgerichtet sein. Einfach ausgedrückt: reichlich Gemüse und Obst, wenig tierisches Eiweiß durch Fleisch und Wurst. Zucker und zuckerhaltige Lebensmittel als Starter zu krankhaften Gärungsvorgängen sollen nach Mayr „sparsam wie ein kostbares Gewürz verwendet werden".

Säure-Basen-Wertigkeit der Nahrungsmittel

80 % der Ernährung sollten aus basischen und neutralen Lebensmitteln bestehen:

► **Basisch:** Kartoffeln, Obst, Gemüse, Zwiebeln, Knoblauch, Vollmilch, Sahne, Mineralwässer, Kräutertees
► **Neutral:** Butter, kaltgepresste Öle, grüne Bohnen, Getreide, Hirse, Dinkel, Buchweizen, gutes Trinkwasser, Sauerteigbrot

Säure-Basen-Wertigkeit der Nahrungsmittel

20 % aus sauren und säuernden Lebensmitteln:

▶ **sauer:** Fleisch und Wurst, Fisch, Eiweiß, Käse, Quark
▶ **säuernd:** Zucker, Kuchen, Torten, Schokolade
▶ **sauer:** Kaffee, Alkoholika

Eine genauere Einteilung liefert die Tabelle, die den Basen-
oder Säureüberschuss in mval (Millival = biochemische
Maßeinheit) anzeigt. Ich muss aber betonen, dass immer
wichtig ist, wie die Nahrung verarbeitet werden kann. Die
beste basische Nahrung kann gegenteilig wirken, wenn die
Darmfunktion nicht stimmt. Dies habe ich an vielen Patienten schon beobachten müssen. Vegetarismus als eigentlich
basische Grundernährung kann säuernd wirken, wenn zum
Beispiel auch sehr viel Süßes gegessen wird. Hierbei kommt
es ständig zu krankhaften Gärungsvorgängen, die den Säure-
Basen-Haushalt nachteilig beeinflussen.

Nahrungsmitteltabelle nach Rumler / Schöttl in gekürzter Form

Basenüberschuss	mval	Säureüberschuss
Weiße Bohnen (frische), grüne Erbsen, Grün-, Rot- und Wirsingkohl, Kohlrüben, Kürbis, Meerrettich, grüner Paprika, Schwarzwurzeln, Wassermelonen, Zwiebeln, Champignons, Reizker, Knoblauch, Äpfel, Birnen, Erd-, Heidel-, Johannis-, Moosbeeren, Sauerkirschen, Buttermilch, Molke, Joghurt.	1–3	Hirse, getrocknete Erbsen, Haselnüsse, Mandeln

Theoretischer Teil

Basenüberschuss	mval	Säureüberschuss
Blumen-, Spargel- und Weißkohl, Brunnenkresse, Endiviensalat, Zichorien, Radieschen, schwarzer Rettich, Sauerkraut, Tomaten, Pfifferlinge, Steinpilze, Ananas, Aprikosen, Bananen, Brom-, Himbeeren, Datteln, Pfirsiche, Pflaumen, Frauen-, Kuh-, Mager-, Schafs- und Ziegenmilch, Rahm, Sahne, Blut	4–6	Vollkornprodukte, Zwieback, geschälter Hafer, Maisstärke (Mondamin) Cornflakes, Reisstärke, Artischocken, Preiselbeeren, Schweineschmalz, Camembert, Emmentaler, Limburger, Parmesan, Rahmkäse, Kabeljau (Dorsch)
Gurken, Kartoffeln, Kohlrabi- und Porreeknollen, Kopfsalat, Sellerieblätter, Schnittlauch, Zichorienwurzel (Zuckerrübe), Esskastanie (Maronen).	7–9	Kommiss-, Weiß- und Knäckebrot, geschälter Weizen, Walnüsse, Margarine, Eiweiß, Gans, Kalb (gekocht), Kalbsherz, -leber, -niere und -zunge, Hammel, Aal, Forelle, Flunder, Heilbutt, Hummer, Seelachs
Weiße Bohnen (getrocknet), Lauchblätter, Karotten, rote Rüben, Sellerieknollen, Topinambur	10–15	Roggen-, Weizen-, Graubrot, Gerste, Haferflocken, Reis, Roggen, Teigwaren, Weizengrauben, Pferdebohnen, Rosenkohl, Palmin, Hase, Kaninchen, Schwein, Schinken, Hecht, Flusslachs, Rotzunge, Schleie
Melasse, Dill, Löwenzahn, Mandarinen, Spinat	16–20	Ungeschälter Reis, getrocknete Linsen, Erdnüsse, Paranüsse, Quark (mager und fett), Handkäse, Schellfisch, Zander
Getrocknete Früchte (Rosinen), Feigen, Datteln, Bananen, usw.), Oliven	über 20	Gerstengrütze, Gerste (Malzkeime), Ente, Huhn, Kalb, Reh, Hirsch, Rind, roh

Besondere Ratschläge

Zahlreiche Patienten der letzten Jahre kamen mit großen Zahnmetallproblemen. Amalgamplomben waren ohne große Vorbereitung entfernt worden, und danach wurden teilweise noch Schwermetallausleitungen vorgenommen. Bei all diesen Patienten fand ich sehr starke Verminderungen der Basenpuffer = starke Übersäuerungszustände. Immer war das Gesamtbefinden stark betroffen, es fanden sich vor allem vegetative Störungen.

Erst durch konsequente Entsäuerungs- und Aufbautherapie war eine Gesundung über Monate möglich. Deshalb möchte ich unbedingt folgenden Ratschlag geben:

Amalgamentfernung oder verstärkte Metallausleitung nur bei basischem Stoffwechsel! (Mineralschutzschild)

Es gibt eine wissenschaftliche Untersuchung, bei der festgestellt werden konnte, dass bei einem basischen Stoffwechsel (Urin pH 7 statt 5) eine statistisch gesicherte Mehrausscheidung von Blei und Cadmium erfolgt. Dies heißt im Klartext, wenn im Körper günstige biochemische Voraussetzungen sind, so kann sich der Körper bei belastenden Erkrankungen auch selbst helfen. Dies ist die **Selbstheilungskraft** jedes Körpers. Nicht der Arzt oder Therapeut heilt, sondern der Körper selbst. Aber es müssen die richtigen Voraussetzungen gegeben sein.

Eine besonders stark reinigende und entsäuernde Wirkung hat ein **Entsäuerungsbad.** Dabei benutzen wir die Haut als unser größtes Organ mit zur Entgiftung. Regelmäßig angewandt kommt es zum Training der Entgiftungsfunktion, die Haut wird die „3. Niere".

Am besten wird abends ein Vollbad genommen mit der Zugabe von ca. 100 Gramm Natriumbicarbonat (Bullrich-Salz oder ähnliches), dies ist etwa eine Hand voll. Das Badewasser

Theoretischer Teil

bekommt dann einen pH-Wert von ca. 8. Nach 10 Minuten kann der ganze Körper mit Bürste und Seife gründlich bearbeitet werden, danach noch weiter im Wasser bleiben bis zu einer Stunde, warmes Wasser nachlaufen lassen. Am Schluss nochmals einseifen und bürsten, danach abduschen und Bettruhe einhalten. Wahrscheinlich schlafen Sie dann sowieso ein.

Fasten kann jeder

Wenn unvorbereitet ein Patient aufs Fasten angesprochen wird, so geht er lieber zu einem anderen Therapeuten, als sich diesem wichtigen Thema für seinen Körper zu stellen. Um grundsätzlich herauszustellen: Fasten bedeutet nicht Hungern!

Fasten ist etwas Freiwilliges, das man für seinen Körper tun will! Und es müssen nicht ganze Fastenwochen sein, es können auch einzelne Tage sein oder das Weglassen bestimmter Speisen. Wichtig in unserer Zeit ist auch die Möglichkeit des Eiweißfastens.

Besonders für Patienten mit Störungen der Fließfähigkeit des Blutes ist dies wichtig, denn es kann Krankheitsschicksale verändern helfen. Man sollte einfach 4 Wochen tierisches Eiweiß (Fleisch und Wurst, Käse) gar nicht essen oder zumindest stark einschränken.

Viele haben es sich auch schon zur Gewohnheit gemacht, sich regelmäßig an einem bestimmten Wochentag ohne große Beanspruchung ernährungsmäßig stark einzuschränken bis hin zum Flüssigkeitsfasten (es wird also nur Tee oder Wasser getrunken).

Leichter zu motivieren ist man sicher in der Fastenzeit, wobei die Religionszugehörigkeit keine Rolle spielt. Denn alle großen Weltreligionen betonen die große Bedeutung des Fastens zur Läuterung des Geistes.

Fasten kann jeder

> **Merke:** Wer hungert, wird krank.
> Wer fastet, wird gesund!

Als bedeutende Fastenkur ist das Heilfasten nach Dr. Buchinger vielen schon bekannt. Dr. Buchinger war rheumakrank geworden, und in mehreren Fastenkuren hat er sich wieder gesund gefastet.

Bei einer Buchinger-Fastenkur werden nur Tees und Gemüsesäfte eingenommen.

Auf den bekannten Arzt Dr. Franz Xaver Mayr wurde schon hingewiesen. Er hat die nach ihm benannte *Darmreinigungskur* entwickelt. Diese Kurform ist *Diagnostik und Therapie* zugleich. Viele Patienten sind gleich, und doch gibt es Verschiedenheiten. Es ist die Aufgabe des Arztes, für jeden Patienten aus einer Fülle von Möglichkeiten die Richtige zu verordnen.

Substitution = Zufuhr von Mineralstoffen

Mayr hatte schon bei seinen Kuren in Karlsbad den Vorteil des Karlsbader Wassers, das neben Bittersalz auch den basischen Pufferstoff Natriumhydrogencarbonat enthält, erkannt. In der heutigen Zeit ist es bei entsprechenden Vorerkrankungen nicht nur sinnvoll, sondern notwendig geworden, dem Kurpatienten bzw. Fastenden Basenmineralien zu geben. Messungen der Basenpufferkapazitäten während Fastenkuren haben nämlich die Notwendigkeit der Basengabe während einer Kur eindeutig bestätigt.

> Fastenkrisen lassen sich nicht gänzlich vermeiden, können aber durch Basenzufuhr abgemildert werden.

Theoretischer Teil

So gelingt das Abnehmen

Genau diese Problematik lässt viele verzweifeln, die überflüssige Pfunde loswerden wollen. Viele Fasten- und Diätvorschläge aus verschiedensten Zeitschriften führen durch reichliche Wasserausscheidung in den ersten Tagen zu deutlichem Gewichtsverlust. Wenn es dann aber an die Fettverbrennung geht, geht es langsamer voran, und es muss weiterhin eine starke Motivation vorliegen. Es kommt biochemisch zur Ketoazidose, einer speziellen Form der Übersäuerung, die auch beim Zuckerpatienten geschieht. Deshalb ist es wichtig, diese Übersäuerung nicht nur durch reichliche Flüssigkeitszufuhr (Kräutertees, stille Wasser – also nicht übermäßiger Kaffeegenuss) abzufangen, sondern Basenmineralien einzunehmen.

Beim Abnehmen ist auch zu bedenken, dass 1 Kilogramm Fett ca. 7000 Kalorien liefert. Umgerechnet kann dann bei einer 1000 Kalorien-Diät (pro Tag) pro Woche 1 Kilogramm Fett = Gewicht abgebaut werden.

Merkblatt Fastenkur

Wichtig: Fasten ist freiwillig!
Eine Gewichtsverminderung lässt sich nicht erzwingen!
Die Ausleitung von Stoffwechselschlacken muss beachtet werden. Deshalb sind die verschiedenen Ratschläge zusammen wichtig.

▶ Vorschlag für den Ablauf:

1. Morgens 2 Teelöffel F.X. Passagesalz langsam in ¼ Liter lauwarmem Wasser auflösen (oder 1 Teelöffel Bittersalz) und nüchtern trinken. Nach ½ Stunde leichtes Frühstück: Brot oder Vollkornsemmel mit sparsam Butter und vegetarischem Brotaufstrich, Apfel oder Banane, Kräutertee (mäßig schwarzer Tee oder Kaffee!)

2. Vormittags reichlich trinken, bei Hungergefühl Einnahme einer Basensalzmischung oder eine fertige Basenbrühe (=Gemüsebrühe ohne Geschmacksverstärker) trinken

3. Nach 4–5 Stunden Mittagessen: Hier schlemmen Sie nach Belieben mit Speisen aus dem Rezeptteil!

4. Abends nach Möglichkeit nur Tee von Lindenblüten, Fenchel, Schafgarbe, Melisse, Salbei, Gänsefingerkraut, Zinnkraut oder eine Mischung davon aus gleichen Teilen, die sich in der Praxis sehr bewährt hat

5. Beim Essen größte Konzentration auf Kauen und Einspeicheln. Den Speisebrei erst schlucken, wenn sich alles verflüssigt hat. Je besser gekaut und eingespeichelt wird, desto eher kommt es zur Gesundung und Gewichtsabnahme.

6. Bei Durst-, Hunger-, Leeregefühl im Bauch, Übelkeit, aber auch sonst: tägliche Trinkmenge 2–3 Liter neutrale Flüssigkeit (Tee oder Wasser)

7. Ideal ist vor dem Mittagessen oder auch erst am Abend ein Leberwickel (Wärmflasche umwickelt mit feuchtem warmen Tuch auf Lebergegend), $\frac{1}{2}$ bis 1 Stunde ruhen

8. Begleitende Maßnahmen: Trockenbürsten morgens zur Hautanregung, Entsäuerungsbäder, Saunabesuch, Spaziergänge

9. Weglassen oder einschränken: Bohnenkaffee, Zucker (Süßigkeiten, Schokolade, Kuchen), Alkohol, fettes und schwer verdauliches Essen, Nikotin

Sport und Bewegung

Im Sport kann die Kenntnis und die Beachtung des Säure-Basen-Haushalts von großer Bedeutung sein. Bei der Energiebereitstellung im Muskel entsteht Milchsäure, die bei leichter körperlicher Tätigkeit vom Blut abtransportiert und in der Leber wieder umgebaut werden kann. Erhöht sich aber bei ei-

Theoretischer Teil

ner sportlichen Aktivitätssteigerung die anfallende Milchsäuremenge, so muss diese vorübergehend zwischengelagert = gepuffert werden, um die biochemischen Vorgänge im Muskel nicht zum Erliegen zu bringen. Ein solcher Zusammenbruch ist dann der allseits bekannte Wadenkrampf.

Es müssen also Basenmineralien zur Verfügung stehen, um die anfallende Säuremenge vorübergehend binden zu können. Eine „gesunde und natürliche" Leistungssteigerung ist deshalb durch eine rechtzeitige Steuerung der Nahrungsmittel und auch durch die Einnahme von Basenmineralien möglich. Versuche haben ergeben, dass Leistungsverbesserungen nicht nur bei länger dauernden Belastungen möglich sind, sondern auch bei kurzzeitigen sportlichen Übungen.

Basengemische als Nahrungsergänzung

Es soll deutlich herausgestellt sein, dass die Ernährung die entscheidende Bedeutung im Säure-Basen-Haushalt und in der Entsäuerung spielen soll. In der Anfangsphase jedoch, oder um zwischendurch „Ernährungssünden" ohne Schaden abzufangen, wird eine Einnahme von Basengemischen hilfreich sein.

Die bekanntesten Nahrungsergänzungsmittel sollen hier vorgestellt werden (dies kann nur eine Auswahl sein und ist keine Negativwertung, wenn ein Präparat nicht genannt wird):

- Alkala Pulver und Tabletten
- Basica-Originalpulver, Basica compact
- Bullrich Salz Tabletten und Pulver
- Bullrichs Vital Tabletten und Pulver
- Entsäuerungssalz Dr. Bösser
- Neukönigsförder Mineraltabletten
- Satyrin Basentrank

Basengemische als Nahrungsergänzung

Diese genannten Präparate sind in Apotheken und Drogerien erhältlich. Bei der Dosierung richtet man sich nach den Herstellerangaben. Versuchsweise kann natürlich jeder eine höhere, ihm gut tuende Dosis herausfinden.

Ein weiteres Präparat, das hier erwähnt werden soll, ist von der Firma Vita Bon B.V. Holland, Franciscanerstraat 8, 6462 CN Kerkrade erhältlich: Painergy-Pulver. Es enthält neben basischen Puffersalzen natürliche Bestandteile, die besonders unterstützend zur Schmerzlinderung bei Muskelverkrampfungen sowie rasche Energiespender bei Ermüdungserscheinungen sein können.

Eine besondere Bedeutung haben die Schüßler-Salze. Dies sind 12 bzw. 24 Grundstoffe, die homöopathisch in der Verdünnung D6 oder auch D12 gegeben werden. Je nach Notwendigkeit sind diese Salze geeignet, im Feinbereich Stoffwechselregulationen zu ermöglichen. Besonders das Mittel *Natrium bicarbonicum D6* aus dem Grundstoff Natriumhydrogen(=bi)carbonat ist für die Entsäuerung wichtig. Es hat sich sehr bei Kindern bewährt, die vom Geschmack her die genannten Präparate nur bedingt einnehmen wollen.

Mineral- und Heilwässer haben in Deutschland schon von alters her eine große historische Bedeutung. Manche greifen tief in den Säure-Basen-Haushalt ein, was aber meist nicht bekannt ist. Traditionell haben sie einen großen Nutzen bei Krankheiten, die aus der Sicht der Übersäuerung erklärt werden können. Stellvertretend sollen erwähnt sein: Staatl. Fachingen, Kaiser-Friedrich-Quelle, Dunaris-Heilwasser (enthält 2,887 g Hydrogencarbonat als basischen Puffer).

In Zusammenhang mit hohem Blutdruck ist in den vergangenen Jahren vor hohem Kochsalzgenuss gewarnt worden (Natriumchlorid), gleichgesetzt wurde es aber dem Natriumbicarbonat.

Von den beiden Heilwässern Staatl. Fachingen und Kaiser-Friedrich-Quelle liegen Untersuchungen vor, die sogar eine Blutdrucksenkung ergaben. Eine Untersuchung mit einem

Theoretischer Teil

Nahrungsergänzungsmittel mit Natriumbicarbonat ergab ebenfalls eine eindeutige Blutdrucksenkung. Salz ist also nicht gleich Salz! Generell ist natürlich festzustellen, dass Kochsalz nicht im Übermaß genommen und auch Gewürzkräuter verwendet werden sollten.

Entsäuerung durch Milchsäure

In Einzelfällen kann die Einnahme von natriumbicarbonathaltigen Verbindungen Magenprobleme bereiten. In diesen Fällen können milchsäurehaltige Präparate in Tropfenform eingenommen werden (Gelum oder Lactopurum Tropfen).

Eine weitere Möglichkeit ist der Genuss von *Kanne-Brottrunk,* der sich ebenfalls seit Jahren in der Entsäuerung bewährt hat. Dieser entsteht aus einer Milchsäuregärung von speziell gebackenem Vollkornbrot. Die Milchsäure in diesem Getränk hat äußerlich eine Desinfektionswirkung, bietet einen natürlichen Schutz gegen Infektionen der Mundhöhle und fördert die Heilung von Durchfallerkrankungen. Wichtig zu wissen: Diese zugeführte Milchsäure wird im Stoffwechsel (Leber) oxidiert (verbrannt). Dabei wirkt die Säure als Basenspender, da biochemisch ein Säuremolekül verbrannt wird.

Der Brottrunk kann pur getrunken, mit Apfelsaft oder Gemüsesaft vermischt werden. Auch Einreibungen und Wickel sind damit möglich. Als Möglichkeit zur Darmregenerierung ist das *Kanne-Fermentgetreide* hilfreich. Es kann mit Wasser verrührt getrunken oder als Brotaufstrich mit Quark und Kräutern verwendet werden.

Hinaus ins tägliche Leben

Kurz zusammengefasst schaut das Zusammenspiel im Säure-Basen-Haushalt so aus:

- ► Säureentstehung: entweder als Kohlensäure aus dem Zell-stoffwechsel mit Sauerstoff oder die Milchsäurebildung oh-ne Sauerstoff
- ► Ausscheidungswege sind zu beachten: Nieren, Lunge, Le-ber, Darm, Haut
- ► Magenfunktion: Bildung nicht nur der Salzsäure, sondern auch des notwendigen basischen Gegenspielers Natriumbi-karbonat
- ► Ernährung: Ernährung ist nicht gleich zugeführte Nah-rung, sondern abhängig von der Verdauungskraft
- ► Umwelt und Psyche: können belastend und entlastend sein

Wir wollen Sie aber nicht einfach so in den vielleicht grauen „Säure-Alltag" ohne eine Hilfestellung entlassen. Es ist uns ein wirkliches Bedürfnis, Ihnen weiterzuhelfen. Lassen Sie sich nicht unterkriegen! Vielleicht kann Ihnen der nachste-hende Spruch weiterhelfen:

Es ist besser, mit Freude ein Glas Wein zu genießen,
mit Freude ein Stück Torte zu genießen,
mit Freude ein Stück Schokolade zu genießen –
als mit Hochmut nur ein Glas Wasser zu trinken.

Theoretischer Teil

Das Wichtigste in Kürze

■ Wie lang soll man entsäuern?

Entsäuerung sollte lebenslang durchgeführt werden, sie soll gleichsam eine Lebenseinstellung sein. Wichtig ist aber, dass alles ungezwungen bleibt, es darf kein Gesicht verbissen sein – „ich muss entsäuern" –, sonst wiegt die seelische Seite zu stark negativ. Sie können ruhig zeitweise „locker" dahinleben. Nach einer gewissen Zeit werden Sie merken, dass sich vergangene Beschwerden wieder einstellen, und sich dann gerne der erlernten Verhaltensregeln erinnern.

■ Kann die Entsäuerung auch Nachteile haben?

Grundsätzlich hat eine Entsäuerung keine nachteiligen Wirkungen. Es kann jedoch anfangs vorkommen, dass durch den veränderten pH-Wert des Urins, der lange beim pH-Wert 5 und 6 war und jetzt oftmals bei 7 ist, eine alte, nicht ausgeheilte Nierenentzündung aufflackern kann. Dies ist kein Nachteil, irgendwann zu einer unpassenden Zeit wäre diese sicher ohnehin aufgetreten. Haben Sie Beschwerden und lässt sich eine Entzündung im Urin feststellen, so unterbrechen Sie die Einnahme der Basenmedikamente. Es kann sogar vorübergehend ein Antibiotikum notwendig sein, um die alte Entzündung auszuheilen. Danach dürfen Sie wieder entsäuern.

■ Welche Möglichkeit der Entsäuerung ist die beste?

Es ist im Prinzip völlig gleichgültig, welchen Weg Sie gehen. Wichtig ist, dass Sie etwas für Ihre Entsäuerung tun, weil Sie bald merken werden, dass Ihre Lebensqualität ansteigt.
Die Grundlage soll eine ausgewogene Ernährung sein, daneben die verschiedenen Mineralgemische als Nahrungsergänzung. Herausgestellt wurde die zwei Hauptwege der Entsäuerung:

34

Das Wichtigste in Kürze

a) Zufuhr von Natriumbicarbonat, das zur Neutralisierung von Salzsäure führt und

b) Zufuhr von Milchsäure im Brottrunk nach Kanne, die Säuremoleküle biochemisch „verbrennt". Ähnlich wirkt auch die Zufuhr von Zitronensäure in Mineralgemischen.

Welche Krankheitszeichen deuten auf eine Übersäuerung hin?

Zum besseren Verständnis sind hier die wichtigsten Krankheitszeichen von Kopf bis Fuß zusammengestellt. In der Humoraldiagnostik (dem Erkennen von Krankheiten aus der Säftelehre, einer diagnostischen Möglichkeit, die schon von Ärzten der Antike angewandt wurde) können wir dies wie in einem Bilderbuch ablesen:

Kopfbereich
Häufige Kopfschmerzen ohne ersichtliche Ursache – blasse Gesichtsfarbe – empfindliche Augen mit Entzündungen der Bindehaut, der Hornhaut und der Lidränder – häufige Erkältungen und Stirn- und Nasennebenhöhlenentzündungen – vergrößerte Mandeln und wiederkehrende Mandel- und Halsentzündungen – Polypen – allergische Reaktionen – empfindliche Reaktionen der Zähne auf kalte und heiße Speisen – Zahnkaries – wechselnde Zahnschmerzen ohne Befund (Neuralgien) – Zahnfleischentzündungen und Zahnfleischschwund – Einrisse im Mundwinkel

Brustbereich
Bronchialerkrankungen – Entzündungen und unklare Schwellungen der weiblichen Brustdrüse, auch beim Stillen – unklarer Herzdruck ohne krankhaften EKG-Befund

Bauchbereich
Sodbrennen mit saurem Aufstoßen – Magenkrämpfe, Magenschmerzen und Magenschleimhautentzündungen bis hin

Theoretischer Teil

zum Magengeschwür – Gallensteine – Darmkrämpfe – Brennen beim Stuhlgang, Bildung von Analekzemen – Stuhlentfärbung als Zeichen einer Leberschwäche – Reizblase – Nieren- und Blasenstein – ständig übersäuerter Urin

Wirbelsäule und Gelenke

Osteoporose (Kalkmangel durch Kalziumabbau im Knochen) – Neigung zu spontanen Knochenbrüchen bei älteren Menschen – verzögerte Heilung nach Knochenbrüchen – Rheuma, besonders Weichteilrheuma – Arthrose – Arthritis – Wirbelverschiebungen – Bandscheibenvorfall – Wirbelsäulensyndrom

Haut und Anhangsgebilde

Akneerkrankungen – Schweißgeruch durch übersäuerten Schweiß – trockene Haut mit Neigung zu Hautentzündungen – Entzündungen und Ekzembildungen der Körperöffnungen – Hautpilzerkrankungen – wechselnder Juckreiz bis hin zum Nesselfieberausschlag – Brüchigkeit von Nägeln und Nagelverformungen

Allgemeiner Energiezustand

Chronische Müdigkeit, Ermüdbarkeit nach längerer Schlafphase – Antriebsschwäche – Gefühl der Schwere in Armen und Beinen – kalte Hände und Füße – erhöhte Anfälligkeit für Infektionen (Erkältungen, Halsentzündungen, Bronchitiden)

Wie wirken Säuren und Basen im Organismus zusammen?

Bei der ganzheitlichen Säure-Basen-Betrachtung ist es wichtig zu wissen, wie das Zusammenspiel im Körper zustande kommt:

1. Zufuhr von Säuren und Basen von außen durch die Nahrung

Das Wichtigste in Kürze

2. innere Bildung von Stoffwechselschlacken
3. innere Zufuhr krankhafter Säuren bei chronischer Darmgärung und bei Zuckerkrankheit
4. Ausfuhr von Säuren und Basen über Niere und Darm
5. Ausscheidung von Kohlensäure über die Lunge
6. Bildung von Salzsäure und Natriumbicarbonat im Magen
7. Beschaffenheit und Fassungsvermögen der Speicher für
   Säuren und Basen
8. Regulation und Zusammenspiel aller dieser Organe

Was sind Heilreaktionen?

Durch Fasten entstehen verschiedene Veränderungen im Körper, dabei werden Stoffwechselschlacken freigesetzt, die
meist Säuren darstellen, über das Blut zum Gehirn gelangen
und dann Erscheinungen äußerster Unlust hervorrufen können. Im Körper sind durch die akute Übersäuerung an schon
belasteten Stellen im Muskel, Binde- und Knochengewebe
ziehende Schmerzen zu verspüren.

In dieser Zeit muss auf die Ausleitung der Säuren besonders geachtet werden. Die natürlichen Ausleitungsorgane des
Menschen sind der Darm, die Nieren, die Lungen und die
Haut. Der Darm wird angeregt durch milde Abführlösungen,
die Niere durch ausreichendes Trinken (2–3 Liter am Tag), die
Lungen durch bewusstes Ausatmen und Bewegung, die Haut
durch Bürstenmassagen und Schwitzen (Sauna).

Praktischer Teil

Lebensmittelübersicht

Die nachfolgende Tabelle erleichtert Ihnen den Einkauf Ihrer Lebensmittel und die Zusammensetzung der Speisen hinsichtlich des Eiweiß- und Fettgehaltes und des Säure-Basen-Haushaltes.

Alle Angaben beziehen sich auf 100 Gramm

	Eiweiß	Fett	basisch	sauer
Milch				
Kuhmilch	3,50 %	3,50 %	basisch	
Schafmilch	5,30 %	6,30 %	basisch	
Vorzugsmilch	3,30 %	3,80 %	basisch	
Milchprodukte				
Buttermilch	3,50 %	0,50 %		sauer
Joghurt aus Trinkmilch	3,30 %	3,50 %		sauer
Joghurt fettarm	3,40 %	1,50 %		sauer
Sahne 10 % F	3,10 %	10,50 %	basisch	
Schlagsahne 30 % F	2,40 %	31,70 %	basisch	
Saure Sahne 10 % F	3,10 %	10 %		sauer
Schmand 24 % F	2,60 %	24,00 %		sauer
Crème fraîche 40 % F	2,00 %	40,00 %		sauer
Käse				
Feta, 45 % F i.Tr.	17,00 %	18,80 %		sauer
Frischkäse 60 % F i.Tr.	8,50 %	23,00 %		sauer
Frischkäse 20 % F i.Tr.	13,20 %	7,50 %		sauer
Hüttenkäse	13,60 %	2,90 %		sauer

Lebensmittelübersicht

	Eiweiß	Fett	basisch	sauer
Mascarpone	4,60 %	47,50 %		sauer
Mozzarella	19,90 %	16,10 %		sauer
Speisequark 40 % F i.Tr.	11,10 %	11,40 %		sauer
Speisequark 20 % F i.Tr.	10,50 %	5,10 %		sauer
Speisequark mager	13,50 %	0,30 %		sauer
Hartkäse, Schmelzkäse				
Appenzeller 50 % F i.Tr.	25,40 %	31,60 %		sauer
Back-Camembert 45 % F i.Tr.	19,00 %	17,00 %		sauer
Bergkäse 45 % F i.Tr.	28,90 %	30,00 %		sauer
Butterkäse 60 % F i.Tr.	17,00 %	34,70 %		sauer
Camembert 60 % F i.Tr.	16,80 %	33,20 %		sauer
Edamer 45 % F i.Tr.	24,80 %	28,30 %		sauer
Emmentaler 45 % F i.Tr.	28,90 %	30,00 %		sauer
Gouda 40 % F i.Tr.	24,70 %	22,30 %		sauer
Gorgonzola	19,40 %	31,20 %		sauer
Harzer, Korbkäse	30,00 %	0,70 %		sauer
Kochkäse 40 % F i.Tr.	12,00 %	13,90 %		sauer
Parmesan 32 % F i.Tr.	38,50 %	25,80 %		sauer
Raclette 48 % F i.Tr.	22,70 %	28,00 %		sauer
Ziegenkäse 45 % F i.Tr.	21,60 %	27,00 %		sauer
Hühnerei				
1 Hühnerei 58 g	6,70 %	6,20 %	basisch	sauer
1 Eidotter 20 g	3,10 %	6,10 %	basisch	
1 Eiweiß 40 g	3,60 %	0,10 %		sauer

Praktischer Teil

	Eiweiß	Fett	basisch	sauer
Tierische Fette				
Butter (Süß- und Sauerrahm)	0,7 %	0,70 %	83,20 %	neutral
Milchhalbfett	4,80 %	40,50 %	neutral	
Butterschmalz	0,30 %	99,50 %	neutral	
Gänseschmalz	0,00 %	99,50 %	neutral	
Schweineschmalz	0,10 %	99,70 %	neutral	
Pflanzliche Fette und Öle				
Erdnussöl	0,00 %	99,40 %	neutral	
Kokosfett gereinigt	0,80 %	99,00 %	neutral	
Leinöl	0,00 %	99,50 %	neutral	
Maiskeimöl	0,00 %	99,90 %	neutral	
Pflanzenmargarine	0,20 %	80,00 %	neutral	
Diätmargarine	0,20 %	80,00 %	neutral	
Halbfettmargarine	1,60 %	40,00 %	neutral	
Olivenöl	0,00 %	99,90 %	neutral	
Safloröl/Distelöl	0,00 %	99,90 %	neutral	
Sesamöl	0,00 %	99,50 %	neutral	
Sojaöl	0,00 %	99,90 %	neutral	
Sonnenblumenöl	0,00 %	99,80 %	neutral	
Walnussöl	0,00 %	99,50 %	neutral	
Seefische				
Flunder	16,50 %	0,70 %		sauer
Heilbutt	20,10 %	2,30 %		sauer
Hering	8,20 %	17,80 %		sauer

Lebensmittelübersicht

	Eiweiß	Fett	basisch	sauer
Kabeljau	17,40 %	0,60 %		sauer
Makrele	18,80 %	11,60 %		sauer
Rotbarsch	18,20 %	3,60 %		sauer
Sardine	19,40 %	4,50 %		sauer
Schellfisch	17,90 %	0,60 %		sauer
Scholle	17,10 %	1,90 %		sauer
Seehecht	17,20 %	2,50 %		sauer
Seelachs	18,30 %	0,80 %		sauer
Seezunge	17,50 %	1,40 %		sauer
Steinbutt	16,70 %	1,70 %		sauer
Thunfisch	21,50 %	15,50 %		sauer
Meeresfrüchte				
Austern	9,00 %	1,20 %		sauer
Garnelen	18,60 %	1,40 %		sauer
Hummer	15,90 %	1,90 %		sauer
Krebs, Flusskrebs	15,00 %	0,50 %		sauer
Languste	17,20 %	1,10 %		sauer
Miesmuschel	9,80 %	1,30 %		sauer
Tintenfisch	15,30 %	0,80 %		sauer
Süßwasserfische				
Aal, Flussaal	15,00 %	24,50 %		sauer
Barsch, Flussbarsch	18,40 %	0,80 %		sauer
Brasse	16,60 %	5,50 %		sauer
Felchen	17,80 %	3,20 %		sauer
Forelle	19,50 %	2,70 %		sauer
Hecht	18,40 %	0,90 %		sauer

Praktischer Teil

	Eiweiß	Fett	basisch	sauer
Karpfen	18,00 %	4,80 %		sauer
Lachs	19,90 %	13,60 %		sauer
Schleie	17,70 %	0,70 %		sauer
Zander	19,20 %	0,70 %		sauer
Geflügel				
Ente	18,10 %	17,20 %		sauer
Gans	15,70 %	31,00 %		sauer
Huhn, Brathuhn	19,90 %	9,60 %		sauer
Brust mit Haut	22,20 %	6,20 %		sauer
Keule mit Haut	18,20 %	11,20 %		sauer
Putenbrust ohne Haut	24,10 %	1,00 %		sauer
Keule ohne Haut	20,50 %	3,60 %		sauer
Hammel und Lamm				
Muskelfleisch ohne Fett	21,90 %	0,80 %		sauer
Brust	18,60 %	6,30 %		sauer
Filet	20,60 %	3,40 %		sauer
Keule	18,00 %	18,00 %		sauer
Kotelett	14,90 %	32,00 %		sauer
Kalbfleisch				
Muskelfleisch ohne Fett	21,90 %	0,80 %		sauer
Brust	18,60 %	6,30 %		sauer
Filet	20,60 %	1,40 %		sauer
Kotelett	21,10 %	3,10 %		sauer
Bries	17,20 %	3,40 %		sauer
Leber	19,20 %	4,10 %		sauer

Lebensmittelübersicht

	Eiweiß	Fett	basisch	sauer
Rindfleisch				
Muskelfleisch ohne Fett	21,30 %	1,90 %		sauer
Filet	21,20 %	4,00 %		sauer
Keule/Schlegel	21,00 %	7,10 %		sauer
Corned Beef	21,70 %	6,00 %		sauer
Leber	20,30 %	2,10 %		sauer
Schweinefleisch				
Muskelfleisch ohne Fett	22,00 %	1,90 %		sauer
Bauch	17,80 %	21,10 %		sauer
Backe	9,90 %	55,50 %		sauer
Schulter/Bug	17,00 %	22,50 %		sauer
Eisbein	19,00 %	12,20 %		sauer
Filet	21,50 %	2,00 %		sauer
Keule/Schlegel	16,90 %	13,80 %		sauer
Kotelett	20,30 %	7,60 %		sauer
Kasseler	20,90 %	17,00 %		sauer
Leber	20,40 %	4,50 %		sauer
Wild				
Hase	21,60 %	3,00 %		sauer
Hirsch	20,60 %	3,30 %		sauer
Reh/Keule	21,40 %	1,30 %		sauer
Rücken	22,40 %	3,60 %		sauer
Sonstige Fleischarten				
Kaninchen	20,80 %	7,60 %		sauer
Pferd	20,60 %	2,70 %		sauer
Ziege	19,50 %	7,90 %		sauer

Praktischer Teil

	Eiweiß	Fett	basisch	sauer
Fleisch und Wurstwaren				
Schweinsbratwurst	9,80 %	28,80 %		sauer
Fleischkäse	12,40 %	27,50 %		sauer
Frankfurter Würstchen	13,10 %	24,40 %		sauer
Geflügelwurst mager	16,20 %	4,80 %		sauer
Jagdwurst	14,80 %	16,20 %		sauer
Leberpastete	14,20 %	28,60 %		sauer
Leberwurst mager	17,00 %	21,00 %		sauer
Mettwurst/ Braunschweiger	13,90 %	37,20 %		sauer
Mortadella	12,40 %	32,80 %		sauer
Münchner Weißwurst	11,10 %	27,00 %		sauer
Salami	18,50 %	33,00 %		sauer
Schinken gekocht	19,50 %	12,80 %		sauer
Schinken geräuchert	16,90 %	35,00 %		sauer
Speck durchwachsen	9,10 %	65 %		sauer
Wiener Würstchen	10,20 %	28,30 %		sauer
Getreide, Mehle				
Amaranth	14,60 %	8,80 %		sauer
Buchweizenkorn	10,00 %	1,70 %		sauer
Maiskorn	9,20 %	3,80 %		sauer
Hirsekorn	10,60 %	3,90 %		sauer
Quinoa	13,80 %	5,00 %		sauer
Gerstenkorn	10,60 %	2,10 %		sauer
Haferkorn	12,60 %	7,10 %		sauer

Lebensmittelübersicht

	Eiweiß	Fett	basisch	sauer
Reiskorn natur	7,40 %	2,20 %		sauer
Reis parboiled	6,50 %	0,50 %		sauer
Roggenkorn	8,70 %	1,70 %		sauer
Dinkelkorn	11,60 %	2,70 %		sauer
Vollkornmehl	10,60 %	1,90 %		sauer
Stärkemehle				
Kartoffelstärke	0,60 %	0,10 %		sauer
Maisstärke	0,40 %	0,10 %		sauer
Reisstärke	0,80 %	0,00 %		sauer
Weizenstärke	0,40 %	0,10 %		sauer
Backwaren				
Roggenbrot	6,20 %	1,00 %		sauer
Weizenmischbrot	6,20 %	1,10 %		sauer
Weizentoastbrot	6,90 %	4,50 %		sauer
Vollkornbrot	7,80 %	1,00 %		sauer
Baguette	7,90 %	0,70 %		sauer
Knäckebrot	10,00 %	1,00 %		sauer
Teigwaren				
Eier-Teigwaren roh	13,00 %	3,00 %		sauer
Spaghetti ohne Ei roh	12,50 %	1,20 %		sauer
Vollkornnudeln roh	15,00 %	3,00 %		sauer
Hülsenfrüchte				
Frische Sprossen	4,00 %	0,70 %	basisch	
Bohnen weiß	22,00 %	1,60 %		sauer

Praktischer Teil

	Eiweiß	Fett	basisch	sauer
Erbsen	23,00 %	1,40 %		sauer
Linsen	23,50 %	1,40 %		sauer
Sojabohnen	33,70 %	18,10 %	basisch	
Sojakäse (Tofu)	8,00 %	5,00 %	basisch	
Samen und Nüsse				
Cashewnuss	17,20 %	42,00 %		sauer
Erdnuss geröstet	26,40 %	48,10 %		sauer
Haselnuss	13,10 %	28,00 %		sauer
Kastanie/ Marone	3,40 %	1,90 %		sauer
Kokosnuss reif	3,90 %	36,50 %		sauer
Leinsamen ungeschält	24,00 %	30,90 %		sauer
Mandeln	19,90 %	54 %	basisch	
Mohnsamen	20,00 %	41,00 %		sauer
Macadamianuss	7,50 %	73 %		sauer
Paranuss	14,00 %	67 %		sauer
Pinienkerne	13,00 %	60,00 %		sauer
Pistazienkerne	20,80 %	51,60 %		sauer
Sesam-Samen	17,70 %	50,00 %	basisch	
Sonnenblumenkern geschält	22,50 %	49,00 %	basisch	
Walnuss	15,00 %	62,00 %		sauer
Gemüse				
Aubergine	1,20 %	0,20 %	basisch	
Bleichsellerie	1,20 %	0,20 %	basisch	
Blumenkohl	2,40 %	0,30 %	basisch	

Lebensmittelübersicht

	Eiweiß	Fett	basisch	sauer
Bohnen grün	2,40 %	0,30 %		sauer
Brokkoli	3,30 %	0,20 %	basisch	
Chicoree	1,30 %	0,20 %	basisch	
Chinakohl	1,20 %	0,30 %	basisch	
Erbsen grün	5,80 %	0,50 %		sauer
Frühlingszwiebel	2,00 %	0,50 %	basisch	
Grünkohl	4,30 %	0,90 %	basisch	
Gurke	0,60 %	0,20 %	basisch	
Kartoffel	2,00 %	0,10 %	basisch	
Knoblauch	6,10 %	0,10 %	basisch	
Knollensellerie	1,60 %	0,30 %	basisch	
Kohlrabi	2,00 %		basisch	
Kürbis	1,00 %	0,10 %	basisch	
Karotte	1,10 %	0,20 %	basisch	
Mangold	2,10 %	0,30 %	basisch	
Porree/Lauch	2,20 %	0,30 %	basisch	
Rosenkohl	4,50 %	0,30 %	basisch	
Rhabarber	0,60 %	0,10 %		sauer
Rote Rübe	1,50 %	0,10 %	basisch	
Rotkohl	1,50 %	0,20 %	basisch	
Sauerkraut	1,50 %	0,30 %	basisch	
Schnittlauch	3,60 %	0,70 %	basisch	
Schwarzwurzel	1,40 %	0,40 %	basisch	
Spargel	1,90 %	0,10 %		sauer
Spinat	2,50 %	0,30 %	basisch	

Praktischer Teil

	Eiweiß	Fett	basisch	sauer
Tomate	1,00 %	0,20 %	basisch	
Weißkohl	1,30 %	0,20 %	basisch	
Wirsing	3,00 %	0,40 %	basisch	
Zucchini	1,60 %	0,40 %	basisch	
Zuckermais	3,00 %	1,20 %	basisch	
Zwiebel	1,30 %	0,30 %	basisch	
Salate				
Brunnenkresse	1,60 %	0,30 %	basisch	
Chicorée	1,30 %	0,20 %	basisch	
Endivien	1,80 %	0,20 %	basisch	
Eisbergsalat	0,70 %	0,30 %	basisch	
Feldsalat	1,80 %	0,40 %	basisch	
Gartenkresse	4,20 %	0,70 %	basisch	
Gurken	0,60 %	0,20 %	basisch	
Radicchio	1,20 %	0,20 %	basisch	
Rettich	1,00 %	0,20 %	basisch	
Tomate	1,00 %	0,20 %	basisch	
Pilze				
Austernpilz	2,40 %	0,10 %	basisch	
Champignon	2,70 %	0,20 %	basisch	
Morchel	1,70 %	0,30 %	basisch	
Pfifferling	1,60 %	0,50 %	basisch	
Steinpilz	2,80 %	0,40 %	basisch	
Trüffel	5,50 %	0,50 %	basisch	

Lebensmittelübersicht

	Eiweiß	Fett	basisch	sauer
Obst				
Ananas	0,40 %	0,20 %	basisch	
Apfel	0,30 %	0,60 %	basisch	
Aprikose	1,00 %	0,10 %	basisch	
Avocado	1,90 %	23,50 %	basisch	
Banane	1,10 %	0,20 %	basisch	
Birne	0,50 %	0,30 %	basisch	
Brombeere	1,20 %	0,20 %	basisch	
Erdbeere	0,80 %	0,40 %	basisch	
Feige	1,30 %	0,40 %	basisch	
Grapefruit	0,50 %	0,10 %	basisch	
Heidelbeere	0,70 %	0,60 %	basisch	
Himbeere	1,30 %	0,30 %	basisch	
Honigmelone	0,90 %	0,10 %	basisch	
Johannisbeere	1,10 %	0,20 %	basisch	
Kirsche	0,90 %	0,30 %	basisch	
Kiwi	0,90 %	0,60 %	basisch	
Mandarine	0,60 %	0,30 %	basisch	
Mangold	0,50 %	0,50 %	basisch	
Oliven grün, roh	1,40 %	13,30 %	basisch	
Papaya	0,60 %	0,10 %	basisch	
Passionsfrucht	2,40 %	0,40 %	basisch	
Pflaume	0,60 %	0,20 %	basisch	
Preiselbeere	0,30 %	0,50 %	basisch	
Sultanine	1,80 %	0,00 %	basisch	
Zitrone	0,70 %	0,60 %		sauer

Praktischer Teil

Was versteht man unter Säure-Basen-Ernährung?

Bei der Säure-Basen-Ernährung gibt es keine Nahrungsmittel, die verboten sind. Es kommt nicht ausschließlich auf die Nahrungsmenge und die Lebensmittelauswahl an, die Ernährung muss den Bedürfnissen des Körpers hinsichtlich der Verdauung entgegenkommen. Die gesündesten Nahrungsmittel nützen nichts, wenn sie nicht schmecken und zu Verdauungsbeschwerden und Unlust führen. Bei dieser Ernährungsform kommt es vorrangig auf das Verhältnis von sauren und basischen Inhaltsstoffen an. Säuren werden mit der Nahrung zugeführt und entstehen außerdem in großen Mengen im Körper selbst. Basen können nicht gebildet werden, sondern werden dem Körper ausschließlich mit der Nahrung zugeführt.

Basisch sind solche Lebensmittel, bei denen der Anteil basischer Mineralstoffe überwiegt. Basisch sind die Mineralstoffe Magnesium, Calcium und Kalium. Natrium als weiteres basisches Mineral sollte indessen nur zurückhaltend aufgenommen werden – es schwemmt auf und kann den Blutdruck steigern. In der Regel ist in der Nahrung Natrium (Kochsalz) im Übermaß enthalten.

Sauer sind die Mineralstoffe Phosphor, Schwefel und Chlor (Kochsalz) sowie die verschiedenen Säuren, die im Stoffwechsel anfallen.

Ob ein Lebensmittel basisch oder sauer ist, hängt davon ab, was nach Abschluss des Verdauungsprozesses im Körper übrig bleibt.

Was versteht man unter Säure-Basen-Ernährung?

Tipps zur besseren Auswahl und Zusammenstellung Ihrer Mahlzeiten:

Salate:

Grüner Salat, Kaisersalat, Feldsalat	basisch	mit kaltgepr. Pflanzenöl
Endiviensalat	basisch	mit warmen Kartoffel-scheiben
Kopfsalat, Eissalat	basisch	mit kaltgepr. Olivenöl
Kartoffelsalat	basisch	mit kaltgepr. Pflanzenöl
Gemüsesalate	basisch	mit Frischkräutern und Olivenöl

Suppen:

Sämtliche Gemüse-Basen-suppen	basisch	
Sämtliche Gemüsebouillons	basisch	evtl. mit Einlage
Sämtliche klare Gemüse-suppen	basisch	evtl. mit Einlage

Kalte Vorspeisen:

Sämtliche Antipasti	basisch	mit kaltgepr. Olivenöl
Auberginenröllchen	basisch	evtl. mit Vollwertbrot
Zucchini gegrillt	basisch	mit kaltgepr. Olivenöl
Brokkoli, Blumenkohl gek.	basisch	mit kaltgepr. Olivenöl
Fenchel, Sellerie, Karotten	basisch	mit kaltgepr. Pflanzenöl
Gemüseauflauf	basisch	mit Sauerrahm

Fleischgerichte:

Fettarme, kleine Portion	sauer	mit Kartoffeln oder Gemüse

Praktischer Teil

Fischgerichte:		
Fettarme, kleine Portionen	sauer	mit Kartoffeln oder Gemüse
Meeresfisch	sauer	mit Kartoffeln oder Gemüse
Süßwasserfisch	sauer	mit Kartoffeln oder Gemüse
Meeresfrüchte	sauer	mit Kartoffeln oder Gemüse
Desserts:		
Vollwerttorte und Kuchen	sauer	mit Fruchtcreme
Apfelstrudel	sauer + basisch	
Topfenstrudel	sauer	mit Vanillesoße
Milchcreme	basisch	mit Früchten
Apfelcreme	basisch	mit Sahne

Um das Gewicht zu halten, ist es günstig, am Abend so wenig wie möglich zu essen. Dafür sollte aber tagsüber so viel wie möglich getrunken werden. Um das Trinken nicht zu vergessen, stellen Sie am besten einen Krug mit kaltem Wasser vor sich auf den Tisch. Gutes Wasser ist nach wie vor das beste Getränk, das es gibt. Denken Sie aber auch an ausreichend Bewegung, um Ihren Stoffwechselvorgang zu unterstützen.

Zusammenfassende Checkliste für mehr Wohlbefinden

▶ Essen Sie wenig und selten Fleisch, dafür mehr Fisch.
▶ Achten Sie stets auf die Herkunft der Tiere.
▶ Denken Sie an eine fettfreie oder fettarme Küchentechnik.
▶ Verwenden Sie keine kaltgepressten Öle zum Erhitzen.
▶ Zum Anbraten nehmen Sie warmgepresste Pflanzenöle.
▶ Zum Anschwitzen (ohne Farbe) nehmen Sie wenig Butter.

52

Was versteht man unter Säure-Basen-Ernährung?

- Achten Sie mehr auf die Vollwertigkeit der Lebensmittel.
- Essen Sie mehr Vollwertprodukte als Weißmehlprodukte.
- Bedenken Sie, dass Vollwertbrot meist leichter ist als Vollkornbrot.
- Übertreiben Sie nicht mit einem Frischkornmüsli; 1 EL Getreide genügt.
- Meiden Sie zu Anfang 5-Korn-Mischungen.
- Denken Sie daran, täglich ausreichend zu trinken (bis zu 3 Liter).
- Gutes Leitungswasser und kohlensäurearmes Mineralwasser wird empfohlen.
- Ist das Mittagessen warm, nehmen Sie abends eine kalte Mahlzeit zu sich.
- Eine magenwärmende Basensuppe ist mittags wie abends zu empfehlen.
- Fettarme Putenwürste mit 4 bis 5 % Fett sind fettreichen Schweinewürsten mit bis zu 45 % Fett vorzuziehen.
- Trennen Sie Eiweiß und Kohlenhydrate in einer Mischkost, vor allem dann, wenn Sie einen anstrengenden Tag hinter sich haben. Sie entlasten damit Ihren Verdauungstrakt und sparen Energie.
- Sparen Sie grundsätzlich mit Salz und würzen Sie mehr mit frischen Kräutern.
- Achten Sie auf die Jahreszeit, was den Einkauf von Gemüse und Obst betrifft.
- Meiden Sie Rindsuppen, Bouillons und Consommés so gut es geht.
- Genießen Sie lieber Gemüsesuppen und Gemüsebouillons mit Einlagen statt Fleischsuppen.
- Freuen Sie sich über ein gutes Essen und genießen Sie es.
- Ordnen Sie die Zusammensetzung der Speisen in Bezug auf den Säuren-Basen-Haushalt – auch im Restaurant.
- Eine vernünftige Ernährung sollte man weder extrem noch fanatisch sehen. Kleine Vergehen zeigen uns auf, wo wir

53

Praktischer Teil

---

mit unserer Verdauungskraft stehen. Da die Ernährung übergeordnet zu sehen ist, kann man ein „Zuviel" am nächsten Tag durch weniger Essen oder noch besser durch einen Teetag ausgleichen.

▶ Decken Sie Ihren Esstisch stets nett und freundlich, damit Sie Ihr Essen in Ruhe und mit Appetit genießen können. Denken Sie daran: „Auch die Freude hält gesund"!

Die vorwiegend „saure" Speisekarte im Restaurant

In der Regel ist die Zusammensetzung der Speisen in Hotels, Restaurants und Gaststätten von einem vernünftigen Säure-Basen-Gleichgewicht weit entfernt. Dies basiert in erster Linie auf mangelnder Kenntnis und falschen Gewohnheiten.

Mit Hilfe der nachfolgenden Tabelle können Sie Ihr Menü hinsichtlich des Säure-Basen-Haushaltes vernünftig zusammenstellen.

Günstige Menüzusammenstellungen

S = sauer   *B* = basisch   *N* = neutral

Suppen säurenüberschüssig:	Entschärfung durch:
Rindsuppe *S* mit Frittaten *S*, Nockerln *S*	Gemüsesuppe *B*
Consommé *S* mit Nudeln *S*	Klare Gemüsesuppe *B*
Bouillon *S* mit Einlagen *S*	Gemüsebouillon *B*
Tütensuppe *S*	Gemüsepüreesuppe *B*
Cremesuppe fertig *S*	Kartoffelsuppe *B*

Die vorwiegend „saure" Speisekarte im Restaurant

Kalte Vorspeisen säurenüberschüssig:	Entschärfung durch:
Lachstartar mit Toast *S*	mit Pellkartoffeln *B*
Schinkenröllchen mit Brot *S*	mit Gemüsesalat *B*
Fischvorspeise mit Brot *S*	mit Salat *B*
Fleischvorspeise mit Brot *S*	mit Dampfkartoffeln *B*
Cocktail von Fisch mit Mayonnaise *S*	mit fettarmem Sauerrahm *S*
Rohschinken *S*	mit Antipasti *B*
Sülze von Fleisch und Fisch *S*	mit Gemüse *B*
Beefsteaktartar mit Toast *S*	mit Vollkornbrot *S*

Warme Speisen säurenüberschüssig:	Entschärfung durch:
Fisch *S* mit Nudeln *S*	mit Kartoffeln *B*
Fleisch *S* mit Reis *S*	mit Kartoffeln *B*
Spaghetti *S* mit Fleischsugo *S*	mit Gemüsesugo *B*
Bandnudeln *S* mit Scampi *S*	mit Kartoffeln *B*
Meeresfrüchte *S* mit Reis *S*	mit Gemüse *B*
Toast *S* mit Ketchup *S*	Vollkornbrot *S* mit Salat *B*
Rindfleischsalat *S*	mit Gemüse *B*
Gebackene Champignons *S*	gebraten *B*
Calamari gebacken *S*	gegrillt *S*
Gebackenes Gemüse *S*	gedünstet, gedämpft *B*
Kaviar *S*/ Pasteten *S*	mit Gemüse *B*

Praktischer Teil

Fleischgerichte säurenüberschüssig:	Entschärfung durch:
Wiener Schnitzel *S* mit Erbsenreis *S*	mit Petersilienkartoffeln *B*
Pariser Schnitzel *S* mit Pommes *S*	mit Kartoffeln *B*
Rostbraten *S* mit Nudeln *S*	mit Kartoffelpüree *B*
Schweinebraten *S* mit Semmelknödel *S*	mit Kartoffelknödel *B*
Naturschnitzel *S*	mit Gemüse *B*
Cordon bleu *S* mit Pommes *S*	mit Ofenkartoffeln *B*
Pariser Schnitzel *S* mit Reis *S*	mit Gemüse-*B* reis *S*
Pute *S* mit Nudeln *S*	mit Gemüse- *B* nudeln *S*
Filetsteak *S* mit geb. Kartoffeln *S*	mit Bratkartoffeln ohne Fett *B*
Kalbsmedaillons gegrillt *S*	mit Gemüse *B*
Lammkotelett *S*	mit Kartoffeln *B*
Brathuhn *S* mit Pommes *S*	mit Petersilienkartoffeln *B*
Hamburger *S* in Weißbrot *S*	mit Gemüse/Salat *B*
Gulasch *S* mit Brötchen *S*	mit Kartoffeln *B*
Rinderragout *S* mit Nudeln *S*	mit Kartoffelpüree *B*
Rinderbraten *S* mit Knödel *S*	mit Kartoffelpüree *B*
Fischgerichte säurenüberschüssig:	**Entschärfung durch:**
Lachsforelle, Zander, Saibling, Hecht *S*	mit Kräuterkartoffeln *B*
Forelle, Karpfen, Barsch, Aal, Waller *S*	mit Blattspinat/Gemüse *B*
Sämtliche andere Fische *S*	mit Dampfkartoffeln *B*

Die vorwiegend „saure" Speisekarte im Restaurant

Fischgerichte säurenüberschüssig:	Entschärfung durch:
Seezunge Müllerin Art *S*	mit Wurzelgemüse *B*
Forelle blau *S*	mit Dampfkartoffeln *B*
Fischsalat *S* mit Brötchen *S*	mit Gemüse gemischt *B*
Fischragout *S* mit Reis *S*	mit Kartoffeln *B*
Muscheln *S* mit Nudeln *S*	mit Gemüse/Kartoffeln *B*
Gebackener Fisch *S*	gegrillt mit Kartoffeln *B*
Fisch-Mayonnaisesalate *S*	mit Sauerrahm/Joghurt *S*
Hummer/Languste *S*	mit Gemüseratatouille *B*
Scampi/Muscheln *S*	mit Kartoffeln/Gemüse *B*
Krebse/Shrimps *S*	mit Kartoffeln/Gemüse *B*
Nachtische säurenüberschüssig:	**Entschärfung durch:**
Sämtliche Kuchen und Torten *S*	nur selten, klein, mit Vollmehl *S*
Biskuitroulade, Gebäck *S*	mit Vollwertmehl *S*
Fertigcreme/Pudding *S*	selbstgemacht mit Früchten *B*
Weißmehlgebäck *S*	besser mit Vollkornmehl *S*
Auflauf/Soufflé *S*	nur selten und mit Honig *S*
Eisbecher *B*	basisch aber hochkalorisch *B*

Tipps für die Zusammensetzung und Bestellung der Speisen in Restaurants und Gaststätten

1. Auf dem Teller sollte klar zu erkennen sein, dass der Fleisch- oder Fischanteil nicht dominant ist, wie es in Restaurants oder Gaststätten üblich ist, sondern dass die Eiweißmahlzeit *S* stets kleiner ist als die Beilage. Ideal wäre

Praktischer Teil

ein Verhältnis von 40 % Fleisch oder Fisch und 60 % Gemüse oder Kartoffeln!

2. Die viel gepriesene Rohkost kann gären: Salat, frisch gepresster Obstsaft und Obst sind tagsüber empfehlenswert, nicht aber am Abend. Es sind gärungsfreudige Produkte, die sich belastend auswirken können, weil sie im Magen-Darmtrakt zu vergären beginnen und Fuselalkohole und Gase erzeugen. Dies führt zumeist zu Blähungen und Aufstoßen. Natürlich entscheidet auch hier die Menge: Ein Apfel ist basisch, zehn Äpfel aber bewirken das Gegenteil und führen zu einem Säurenüberschuss.

3. Frisch gepresster Orangensaft (im Übermaß sauer) verändert sich schon nach wenigen Minuten im Glas sichtlich. Daher sollten solche Säfte immer in kleinen Mengen, ca. ⅛ l, evtl. mit etwas Wasser verdünnt und in kleinen Schlücken zum Frühstück getrunken werden. Jedes Zuviel davon führt zur Übersäuerung. Noch ein Tipp zum Essen: Versuchen Sie entweder vor oder nach dem Essen zu trinken und nicht während des Essens. Das verdünnt die Verdauungssäfte und beeinträchtigt sie in ihrer Wirksamkeit. Frische Säfte keinesfalls am Abend konsumieren!

4. Basenfreundlich den Durst löschen: In der Säure-Basen-Ernährung will auch der Aspekt des Trinkens berücksichtigt sein. Auch hier können Sie der Basenbilanz auf die Sprünge helfen. Basenreich sind Calcium- und magnesiumreiche Mineralwässer bzw. Heilwässer (ein Heilwasser ist durch einen höheren Mineralstoffgehalt definiert), Basenbrühen und sämtliche dünn gebrühte Kräutertees. Das natürliche Wasser ist nach wie vor der beste Durstlöscher. Zur Säurebilanz tragen die oft literweise konsumierten säurebildenden oder -haltigen Getränke bei: Kaffee, kurz gezogener (= koffeinreicher) Schwarz-, Grün-, Pu-Erh-Tee, Mate (die Gerbsäuren in nicht länger als 5 Minuten gezogenem Tee werden nicht nennenswert in den Körper aufgenommen), Energy Drinks (Red bull, Flying horse etc.), Li-

Die vorwiegend „saure" Speisekarte im Restaurant

monaden und Colagetränke (hoher Zuckergehalt – säure-
bildend, hoher Gehalt an organischen Säuren, z.T. schwer
flüchtig) sowie Alkohol.

5. Käse ist sauer und am Abend schwer verdaulich, das sollten Sie wissen. Käse belastet Sie mit seinem konzentrier-
ten Eiweiß- und Fettgehalt. Die meisten Käsesorten haben
im Schnitt um die 45 % Fett und 35 % Eiweiß. 100 g Käse be-
inhalten fast doppelt so viel Eiweiß wie Fleisch oder Fisch.
Je mehr Eiweiß in einem tierischen Produkt enthalten ist,
desto säurenüberschüssiger ist es. Gereifter Schimmelkäse
ist besonders sauer, am wenigsten sauer und fett ist Koch-
käse und Frischkäse.

6. Wenn sich ein Gesellschaftsessen am Abend nicht vermeiden lässt, lassen Sie bei mehrgängigen Menüs einfach ein,
zwei oder drei Gänge ausfallen. Bestellen Sie Ihr Menü auf
der Basis der Säure-Basen-Tabelle. Bestellen Sie mehr basische Kartoffeln und oder basisches Gemüse zu einer kleinen Portion Fleisch oder Fisch (sauer). Wenn Sie die Möglichkeit haben, wählen Sie vegetarische Mahlzeiten mit
Vollwertgetreide oder -nudeln. Auch dazu sollten Sie am
besten gedämpftes Gemüse essen. Verzichten Sie auf alle
Fälle auf den Salat und auf den Käse als Nachtisch, das
wird Ihnen besonders gut tun.

7. Wenn Sie aus gesellschaftlichen Gründen am Vortag etwas
mehr als üblich gegessen oder getrunken haben, so sollten
Sie dies am nächsten Tag wieder ausgleichen. Essen Sie am
nächsten Tag besonders wenig oder legen Sie einen Kräu-
ter-Teefastentag zur Entsäuerung ein.

Praktischer Teil

Praktische Küchentipps aus der Sicht des Säure-Basen-Haushaltes

B = basisch   *S* = sauer

1. **Hühnerei *S* und *B*:** Ein weich gekochtes Ei zum Frühstück ist leicht verdaulich. Harte und gebratene Eier sind schwer verdaulich. Das Eigelb ist *B*, das Eiklar ist *S*.

2. **Säurereduzierte Marmelade:** Vorbei sind die Zeiten, wo man 1 kg Frucht auf 1 kg Zucker zur Zubereitung von Marmelade verwendet hat. Der Zucker ist *S*, die Früchte sind *B*. Es geht auch mit 25 % Zucker oder mit Honig. Wenn Sie auf beides verzichten möchten, gibt es noch eine Möglichkeit: Nehmen Sie zur Hälfte gut ausgereifte heimische Äpfel *B* und mischen Sie diese mit einer ebenso sonnengereiften anderen Frucht *B*.

3. **Wie kann man Fleisch *S* oder Fisch *S* ohne Fett *S* zubereiten?** Man kann auf das Anbraten von Fleisch oder Fisch mit Fett verzichten, wenn man in der beschichteten Pfanne, im Backofen, im Römertopf oder in der Klarsichtfolie anbrät. Dazu Gemüse-Basensoßen *B* (Rezept Seite 67 f.) servieren!

4. **Wie kann man Öl *S* sparen?** Nicht aus der Ölflasche gießen. Nehmen Sie ein kleines Gefäß mit Öl und streichen Sie dieses mit einem Pinsel in die Pfanne. So haben Sie eine bessere Kontrolle. 1 TL Öl wiegt 3 g.

5. **Käse *S* mit 45 % F i.Tr.:** Die Prozentangabe „Fett i.Tr." geteilt durch zwei – also halbiert – ergibt in etwa den Fettanteil in Gramm auf 100 g Käse. Je mehr Schimmelbildung mit Edelreife, desto saurer! Am günstigsten ist Frischkäse!

6. **Wesentliches zur Lagerung von Fleisch *S*:** Fleisch soll nicht in Plastikverpackungen aufbewahrt werden. Nach dem Einkauf also sofort auspacken, damit die Luftzufuhr gewährleistet ist. Zur Aufbewahrung eignen sich am be-

Praktische Küchentipps

sten Porzellan- oder Metallschüsseln, die mit einem Teller abgedeckt werden. Lagerdauer im Kühlschrank (2 bis 3 °C): Rohes Fleisch 4–5 Tage, zubereitetes Fleisch 2–6 Tage, rohes Hackfleisch höchstens 8–12 Stunden. Fleisch erst nach dem Abliegen bzw. Reifen einfrieren, sonst Saftverlust und zäh.

7. **Vorsichtsmaßnahmen bei Geflügel S**: Die Gefahr einer Salmonelleninfektion ist bei Geflügel besonders groß. Kochen und Braten tötet Salmonellen zwar ab, doch die Minusgrade in der Gefriertruhe überstehen sie sehr gut. Kritisch ist also der Umgang mit dem ungegarten Fleisch. Für die Küche gilt: Kontakt zu anderen Lebensmitteln meiden. Schüsseln oder Bretter, Bürsten und Lappen nach Gebrauch gründlich mit viel heißem Wasser spülen – und die Hände natürlich auch. Das Geflügel gut durchgaren.

8. **Wie bleiben Mineralstoffe und Vitamine bei Gemüse B erhalten?** Bei den Mineralstoffen besteht nur die Gefahr des Auswaschens, da viele sehr gut wasserlöslich sind (Kalium und Magnesium). Die Garmethoden spielen im Hinblick auf die Zerstörung von Mineralstoffen kaum eine Rolle. Die Vitamine sind bei der Nahrungszubereitung insgesamt empfindlicher, da hier nicht nur Wasser, sondern auch Licht, Sauerstoff und Wärmezufuhr in Betracht gezogen werden müssen. Fettlösliche Vitamine sind hitzebeständiger (10–20 % Verlust) als wasserlösliche (Vitamin C, Folsäure, Thyamin). Vtamin C geht bis zu 80 % verloren.

9. **Was sind die wertvollsten Garungsmethoden bei Gemüse B ?** Dünsten von Gemüse garantiert die meisten Inhaltsstoffe und schmeckt am besten: Der Unterschied beim Dämpfen (im Kocheinsatz) besteht darin, dass das Gemüse mit etwas Flüssigkeit weich gedünstet wird. Die Flüssigkeit muss verdunstet sein, wenn das Gemüse fertig ist.

Praktischer Teil

10. **Wie bleibt Spinat *B* inhaltsreich?** Blattspinat verliert wertvolle Inhaltsstoffe, wenn er pochiert oder in Wasser gelegt wird. Daher sauber geputzten und gut abgetropften Spinat in einer Pfanne mit wenig Butter und eventuell klein geschnittenen Schalotten und Knoblauch andünsten und zusammenfallen lassen. Mit Salz, Pfeffer und Muskat würzen. Wollen Sie den Spinat cremig, dann geben Sie statt fettreicher Sahne 2 EL Basensoße (Rezept Seite 67 f.) dazu.

11. **Leichte Cocktailsoßen *S* für gegrilltes Gemüse *B*:** Nehmen Sie statt fetter Mayonnaise *S* einfach dicken Sauerrahm und mischen Sie diesen evtl. mit 25 % Joghurt. Sie sparen damit sehr viel Fett *S* und brauchen auch keine Eier (*S* + *B*). Mit frischem Meerrettich, etwas Cognac, Honig und Tomatenmark haben Sie im Nu eine Cocktailsoße. Variationen: Mit Currypulver und Honig ergibt es eine Currysoße und mit gehackten Essiggurken, Zwiebeln, Küchenkräutern *B* und gekochtem Ei eine Soße Tartar oder Remoulade.

12. **Gemüsesugo *B* statt Fleischsugo *S*:** Wenn Sie fein faschiertes Wurzelgemüse statt Fleisch nehmen und dieses genau so zubereiten wie ein Fleischsugo, haben Sie einiges besser gemacht. Dieser Sugo kann man für Spaghetti genauso verwenden wie für eine leicht bekömmliche Gemüselasagne. Ideal auch für Nudelaufläufe mit Käse gratiniert.

13. **Klare Gemüsebrühe *B* statt Fleischsuppe *S*:** Eine klare Gemüsebrühe kann abgeseiht wie ein Tee getrunken werden (Rezept Seite 66). Ein ideales Getränk auch für die heiße Jahreszeit. Eine ideale Alternative zur Rindsuppe *S*.

14. **Einfache Durstlöscher *B* für die heiße Jahreszeit:** Ausreichendes Trinken ist besonders wichtig. Wasser ist nach wie vor das beste Getränk. Auch lauwarme oder abgekühlte Kräutertees *B* sind besser als Früchtetees *S*. Sie

Praktische Küchentipps

können mit etwas Zitronensaft, Orangensaft und Honig *S* einiges an Geschmack hineinzuzaubern. Sehr gut schmeckt auch ein kalter Apfelschalentee *B*. Alle Getränke sollten, wenn überhaupt, nur schwach gesüßt und dünn gekocht sein.

15. **Antipasti *B* als leichtes Essen für die heiße Jahreszeit:** Eine besonders leichte Mahlzeit sind marinierte, gegrillte Auberginen, Tomaten, Paprika und Zucchini mit Olivenöl und etwas geriebenem Schafskäse. Zu Mittag, am Nachmittag, als Vorspeise oder leichtes Abendessen – anstatt Salat –, dazu gutes, kaltgepresstes Olivenöl.

16. **Einfache sommerliche Erfrischungsdesserts:** Am Geeignetsten ist in der heißen Jahreszeit eine leichte Creme auf Vanillebasis *B* mit etwas süßem Rahm *B*, Sauerrahm und Joghurtbasis leicht *S*. Als Erfrischungseffekt gibt man pürierte und gekühlte Früchte wie Erdbeermark, Himbeermark, Heidelbeeren oder andere Früchte *B* dazu.

17. **Leichte Salatdressings *S* für Salate *B*:** Gerade in der heißen Jahreszeit ist Salat ein beliebtes Gericht. Ideal sind verschieden gemischte Blattsalate mit einem leichten Joghurt- oder Sauerrahmdressing. Dazu wird Sauerrahm und Joghurt zu gleichen Teilen verrührt und mit Zitronensaft, Balsamico-Essig und gutem Olivenöl zu einem schmackhaften Dressing gerührt. Salzen und pfeffern und über die Salatmischung geben. Nicht am Abend!

Als Faustregel können Sie sich merken:

B Basisch sind mit wenigen Ausnahmen alle Gemüse, Salate, Pilze, Obst, Kartoffeln.

S Ausnahmen sind: Artischocken, Spargel und Rosenkohl, teilweise auch Dosengemüse.

B Kuhmilch und Sahne sind basisch.

S Milchprodukte sind meist eher sauer.

Praktischer Teil

Basische Grundrezepte

Wenn Sie eine wertvolle und gut schmeckende Gemüse-brühe, einen Gemüsefond oder einen Gemüsesud machen wollen, so ist die unbehandelte Qualität des verwendeten Gemüses das Allerwichtigste. Dazu gehört der biologische Anbau unserer Biobauern.

Um aus gut gereinigtem Gemüse einen guten Geschmack herauszubekommen, ist auch die Mischung der verwendeten Gemüse von großer Bedeutung. **Je kleiner** das Gemüse mit der gut gebürsteten Schale geschnitten ist, desto kräftiger wird der Geschmack. Verwenden Sie dazu auch das **Grüne** der Sellerieknolle, Selleriestange, vom Fenchel oder Kohlrabi und stellen Sie immer kalt auf.

Süßer Aufstrich ohne Zucker

20 Portionen à 20 g

Zutaten:
200 g Mango *B*
200 g Äpfel *B*

Zubereitung:
Beide Früchte schälen, in Würfel schneiden und mit 1 EL Wasser bei wenig Hitze kurz dünsten lassen und im Cutter pürieren. Sie können für kurze Zeit das erkaltete Püree in ein Glas mit Schraubverschluss füllen und im Kühlschrank auf-bewahren.

Pro Portion: kcal 11,2   KH 2,42   EW 0,09   F 0,09   BE 0,20

Basische Grundrezepte

Basischer Gemüseaufstrich mit Sesam

4 Portionen

Zutaten:
200 g Karotten *B*
50 g Sellerie *B*
30 g Sesam, geschält *B*
1 EL Sesamöl *B*

Zubereitung:
Sesam in einer alten Kaffeemühle fein pürieren, das geschälte, in Würfel geschnittene Gemüse im Kocheinsatz weich dämpfen. Alles zusammen im Cutter mit dem Sesamöl fein pürieren und leicht salzen.

Der Aufstrich, der am Anfang etwas weich sein kann, zieht im Kühlschrank an und wird fester.

Pro Portion:	kcal 71	KH 3,38	EW 1,87	F 5,57	BE 0,0

Basischer Tofu-Gemüseaufstrich

4 Portionen

Zutaten
250 g frischer Tofu *B*
1 EL Basilikum-Pesto *B*
100 ml Crème légère oder Sahne (10 % Fett) *B*

Zubereitung:
Zerdrücken Sie den Tofu in einer Schüssel mit der Gabel oder pürieren Sie alles zusammen mit einem Cutter (Moulinex mit Messeraufsatz). Mit Meersalz würzen und eine Portion anrichten.

Die restliche Menge in eine Schüssel geben, mit Klarsichtfolie zudecken und in den Kühlschrank stellen. Vor weiterem

Praktischer Teil

Gebrauch evtl. mit etwas Wasser gut durchrühren und mit 1/2 frisch zerdrückten Avocado vermischen.

| Pro Portion: | kcal 71 | KH 3,38 | EW 1,87 | F 5,57 | BE 0,0 |

Gemüsebrühe *B*

2 Liter – 4 Portionen à ½ Liter

Zutaten:
2 l Wasser *B*
600 g frisches Wurzelgemüse *B* sehr klein geschnitten, (Fenchel, Stangensellerie mit Grün, Sellerieknolle, Petersilienwurzel, Karotten, gelbe Rüben *B*
1 TL pflanzliche Streuwürze (10 g)
2 Lorbeerblätter, 8 Pfefferkörner, Stiele von Frischkräutern *B*

Zubereitung:
Das geputzte, gebürstete und mit der Schale klein geschnittene Wurzelgemüse sauber waschen und mit dem Selleriegrün im kaltem Wasser aufsetzen. Gewürze und Streuwürze zugeben und ca. 30 Minuten leise köcheln lassen. Die benötigte Menge durch ein Haarsieb seihen und als Gemüsebrühe trinken. Restliches Gemüse mit der Brühe auskühlen lassen und im Kühlschrank aufbewahren. Immer nur so viel herausnehmen, wie gerade benötigt wird. Zum Kochen als Aufguss kann das Gemüse ein zweites und drittes Mal aufgegossen werden. Hält einige Tage im Kühlschrank!

Tipp:
Diese Gemüsebrühe kann auch als Gemüsebouillon (Alternative zur Fleischsuppe) zusätzlich mit 1 TL Meersalz, 1 TL kaltgepresstem Olivenöl und 1 TL Sojasoße gewürzt bzw. vollendet werden!

| Pro Portion: | kcal 6,01 | KH 1,04 | EW 0,27 | F 0,06 | BE 0 |

Basische Grundrezepte

Kartoffel-Basensuppe

Grundrezept – 4 Tassen

Zutaten:
250 g geschälte, mehlige Kartoffeln *B*
etwa 1 l Gemüsebrühe *B*
(oder Wasser mit 1 TL pflanzlicher Streuwürze)
je ½ TL getrockneter Majoran, Thymian und Kümmel
gemahlen *B*
1 Lorbeerblatt *B*
etwas Meersalz
1 EL (10 g) süßer Rahm *B*
1 TL frische, fein geschnittene Gartenkräuter *B*
etwas frisch geriebene Muskatnuss

Zubereitung:
Geschälte Kartoffeln klein würfeln; in den Kochtopf geben,
Gemüsebrühe (oder Wasser) zugeben, salzen, mit Majoran,
Thymian, Kümmel und Lorbeerblatt würzen. So lange garen,
bis die Kartoffeln weich sind. Lorbeerblatt wieder herausneh-
men. Sahne mit etwas Suppe glatt rühren. Alles im Mixglas
pürieren und mit Salz und Muskatnuss nachwürzen. Frische
Gartenkräuter untermischen oder gleich mitmixen.

Pro Portion: kcal 53   KH 9,60   EW 1,50   F 0,82   BE 1

Gemüse-Basensuppe

Grundrezept – 4 Tassen

Zutaten:
250–300 g geschältes Wurzelgemüse *B*
(etwa 20 % Kartoffeln geschält)
ca. 1 l Gemüsebrühe *B*
oder Wasser mit 1 TL pflanzlicher Streuwürze

Praktischer Teil

evtl. 30 g Selleriestangen mit Grün oder
Zwiebeln klein geschnitten **B**
1 EL Olivenöl (5 g) **S**
etwas Meersalz
2 EL (20 g) süßer Rahm (10 % F) **B**
1 TL frische, fein geschnittene Gartenkräuter **B**
etwas frisch geriebene Muskatnuss
1 EL frische fein geschnittene Küchenkräuter **B**

Zubereitung:
Geschältes Gemüse klein würfeln. Olivenöl in den Kochtopf
geben, Sellerie mit Grün oder Zwiebeln darin anschwitzen,
Gemüsebrühe (oder Wasser) zugeben, salzen, mit Muskat
würzen. So lange garen, bis das Gemüse weich ist. Sahne mit
etwas Suppe glatt rühren. Alles im Mixglas mit 1 EL frischen
fein geschnittenen Küchenkräutern pürieren und mit Salz
und Muskatnuss nachwürzen. Anrichten und mit frischen
Gartenkräutern garnieren.

Sie können sämtliche Basensuppen auch im Wok zubereiten! Als Einlage eignen sich separat gedämpfte kleine Gemü-
sewürfel.

Pro Portion: kcal 57   KH 5,04   EW 1,40   F 3,72   BE 1/2

Gemüse-Basensoße

Grundsoße – 8 Portionen

Mit mehlig kochenden Kartoffeln, Gemüsebrühe und vielen
frischen Küchenkräutern werden die Basensoßen gemacht.
Dadurch kann man bei der Zubereitung völlig auf Fett verzichten oder nur sehr wenig Fett verwenden.

Basische Grundrezepte

Zutaten:
200 g mehlige Kartoffeln geschält *B*
50 g Selleriestangen mit Grün oder Jungzwiebeln *B*
10 g Butter oder Olivenöl *B*
1 Bund Frischkräuter *B*
2 EL Sahne (20 g) *B*
ca.1 l Gemüsebrühe *B*
oder Wasser mit 1 TL pflanzlicher Streuwürze
Meersalz
frisch geriebene Muskatnuss

Zubereitung:
Kartoffeln vierteln oder achteln, Selleriestangen mit Grün oder Zwiebel klein schneiden, Kräuter von den Stielen zupfen.

Sellerie mit Grün in einer Kasserolle mit Butter anschwitzen, Kartoffeln zugeben, mit Gemüsebrühe oder Wasser auffüllen, salzen und weich kochen lassen.

Im Mixglas oder mit dem Pürierstab pürieren, die Kräuter und die Sahne mitmixen, mit Salz und Muskatnuss nachschmecken.

Restliche Basensoße abkühlen lassen und im Kühlschrank aufbewahren. Vor der weiteren Verwendung die Basensoße verdünnen und nachschmecken.

Tipp:
Wird die Basensoße für Fischgerichte verwendet, geben Sie etwas Weißwein und frisches Basilikum oder Dill dazu. Zu Fleischgerichten kommt der abgelaufene Fleischsaft und das entsprechende und passende Küchenkraut dazu. Für eine Rosmarinsoße kann man auch ganze Zweige nehmen und die Soße nach dem Mixen durch ein Sieb seihen!

Pro Portion: kcal 36   KH 3,93   EW 0,66   F 1,83   BE 0,91

Praktischer Teil

Basische Pellkartoffeln mit Sauerrahm

1 Portion

Zutaten:
2 mittelgroße mehlige Kartoffeln (ca. 250 g) *B*
120 g Sauerrahm *S*
1 TL frische Küchenkräuter, fein geschnitten *B*
Meersalz

Zubereitung:
Die Kartoffeln sauber bürsten, in Alufolie wickeln und im vorgeheizten Backofen bei 200 °C ca. 1 Stunde auf einem Gitter backen.

Danach die Folie mit einem kleinen spitzen Messer auf der oberen Seite einschneiden und leicht aufbrechen.

Sauerrahm mit Salz und Kräutern verrühren und dazu servieren.

Pro Portion: kcal 318   KH 40,99   EW 8,82   F 12,27   BE 3,50

Gemüse-Antipasti als Vorspeise

4 Portionen

Zutaten:
300 g Auberginen mit Haut *B*
200 g Zucchini *B*
1 EL Olivenöl (5 g) *S*
1 TL frische Thymianblättchen *B*
300 g frische Tomaten *B*
1 EL Gemüsebrühe *B*
1 EL frisches Basilikum fein geschnitten *B*
evtl. 30 g Schafskäse gerieben *S*
1 TL kaltgepresstes Olivenöl *N*, Meersalz

Basische Grundrezepte

Zubereitung:

Auberginen und Zucchini putzen und in dünne Scheiben (ca. ½ cm) schneiden. Zucchini der Länge nach mit der Aufschnittmaschine schneiden. Mit Meersalz und frischem Thymian würzen und nacheinander mit insgesamt 1 EL Olivenöl in einer großen beschichteten Pfanne anbraten. 2 große Tomaten (300 g) enthäuten und in kleine Würfel schneiden. Mit 1 EL Gemüsebrühe und 1 EL fein geschnittenem frischen Basilikum und Salz kurz einkochen und über die dachziegelartig aufgelegten Gemüsescheiben geben. Mit kaltgepresstem Olivenöl beträufeln und mit dem Schafskäse bestreuen.

Pro Portion: kcal 70 KH 4,85 EW 3,72 F 3,89 BE 0,0

Tipp:

Gedämpftes oder gebratenes Gemüse als Vorspeise oder Hauptspeise ist bei unserem Nachbarn Italien gang und gäbe. Nur wird etwas zu viel Öl dazu verwendet. Man glaubt immer, dass Auberginen und Zucchini viel Fett benötigen. In Wahrheit kann dieses Gemüse nur so viel Fett aufsaugen, wie Sie in die Pfanne geben. Eine tolle Alternative zu gärungsfreudigen Rohkostsalaten!

Gemüseratatouille mit Champignons

2 Portionen

Zutaten:

500 g Gemüse gemischt (Karotten, Zucchini, Pastinaken, Fenchel, Sellerieknolle, Stangensellerie mit Grün, Auberginen usw.) *B*

1/8 l Basensoße (s. Seite 67 f.) *B*

1 Bund frisches Basilikum *B*

Meersalz

Muskatnuss

Praktischer Teil

250 g frische Champignons **B**
200 g Tomaten **B**
1 TL (3 g) Olivenöl **B**

Zubereitung:
Das geputzte Gemüse in dünne Scheiben schneiden (Auberginen würfeln) und im Kocheinsatz knackig weich dämpfen. Zucchini separat garen, da sie schneller weich sind.
Champignons halbieren oder vierteln und in einer beschichteten Pfanne mit Olivenöl anbräunen. Tomaten halbieren oder vierteln. Kerngehäuse entfernen und alles unter das Gemüse mischen. Mit fein geschnittenen Basilikumstreifen und Meersalz würzen. Zuletzt die Basensoße untermischen und mit Salz und Muskat abschmecken.

Pro Portion: kcal 128   KH 18,27 EW 7,23 F 2,53   BE 0,25

Ein Beispiel, das für sämtliche Fleischarten verwendet werden kann:

Braten in Folie mit Thymian-Gemüsesoße

4 Portionen

Zutaten:
400 g Bratenfleisch (Kalb, Pute, Lamm) **S**
200 g Wurzelgemüse **B**
1 frischer Thymianzweig **B**
Meersalz, weißer Pfeffer aus der Mühle
600 g Sommergemüse (junge Karotten, gelbe Rüben, Spinatblätter, Kohlrabistifte **B**)
ca. ⅛ l Gemüsebrühe **B** (Rezepte Seite 66)

Zubereitung:
Fleisch mit Salz, Pfeffer und Rosmarin würzen. Klein geschnittenes Wurzelgemüse auf die Folie geben und das

Basische Grundrezepte

Fleisch darauf legen. Einen frischen Thymianzweig obenauf legen. Folie an den Enden zubinden, auf ein Gitter legen und das Fleisch im vorgeheizten Backofen bei 220 °C etwa 30 Minuten braten. In der Zwischenzeit das geschnittene Sommergemüse nacheinander im Kocheinsatz weich dämpfen und mischen. Spinat nur kurz dämpfen.

Fleisch aus der Folie nehmen und warm halten. Das Wurzelgemüse im Mixglas mit Gemüsebrühe zu einer dicklichen Soße pürieren. Fleisch portionieren und mit der Soße auf Sommergemüse servieren.

Pro Portion: kcal 159   KH 9,60   EW 26,06   F 1,39   BE 0,0

Tipp:
In der Bratfolie kann völlig ohne Fett gegart werden. Das Aroma entfaltet sich durch den eingeengten Raum besonders gut. Sie können Geflügel, Kalb- oder Rindfleisch auf diese Art zubereiten. Das mitgebratene Gemüse wird völlig fettfrei mit dem Fleischsaft zu einer Soße püriert. Auch Kartoffeln *B* eignen sich als Beilage, nicht aber Nudeln, Reis, Knödel oder Brot *S*!

Hühnerfleisch mit Mangold und Fenchel im Wok

2 Portionen

Zutaten:
100 g Hühnerbrust oder Putenbrust *S*
3 g Sesamöl oder anderes Pflanzenöl *B*
50 g Staudensellerie mit Grün *B*
50 g Mangold *B*
50 g Fenchel *B*
1 frischer Ingwer *B*
30 g gelbe Rüben *B*
1 TL (10 g) Maisstärke *S*

Praktischer Teil

1 TL (5 g) Sojasoße **B**
1/8 l Gemüsebrühe **B**
evtl. 1/8 l Basensoße **B**
Meersalz
Muskatnuss, frisch gerieben
frischer Thymian **B**

Zubereitung:
Ingwer schälen und sehr fein schneiden. Mangold putzen und grob schneiden, gelbe Rüben schälen und in feine Scheibchen schneiden. Hühnerbrust in feine Scheibchen schneiden.

Selleriegrün mit Sesamöl im Wok kurz anbraten. Fleisch in einer Schüssel mit Maisstärke, Sojasoße und 2–3 EL Gemüsebrühe vermischen und mit dem Wurzelgemüse zusammen im Wok anbraten, dabei nach und nach Gemüsebrühe angießen.

Mangold zugeben, salzen, pfeffern und knackig weich garen. Zuletzt mit Ingwer, frischen Thymianblättchen, Salz und Pfeffer würzen und die Basensoße untermischen.

Pro Portion: kcal 96   KH 5,23   EW 13,69   F 2,01   BE 1,2

Abwandlungsmöglichkeiten:
1. Die Gemüsemischung kann beliebig geändert werden. Auch Tiefkühlgemüse kann man verwenden.
2. Achten Sie darauf, dass beim eventuellen Regenerieren noch etwas Gemüsebrühe zum Verdünnen benötigt wird.
3. Sie können auch zartes Fleisch vom Lamm, Rind oder Kalb verwenden.
4. Statt Fenchel oder zusätzlich können Sie auch ca. 50 g frische Steinpilze oder Champignons dazunehmen.
5. Auch 50 g gekochte Glas- oder Reisnudeln können untermischt werden.

Basische Grundrezepte

Ein Beispiel, das für sämtliche Fischarten verwendet werden kann:

Dorade oder Goldbrasse auf Fenchelgemüse

4 Portionen

Zutaten:

1 Goldbrasse (Dorade royale) ca. 500 g **S**
Meersalz, Pfeffer aus der Mühle,
2 Zweige Thymian, 1 Zweig Petersilie **B**
1 Fenchelknolle ca. 200 g **B**
50 g Karotten, 50 g gelbe Rüben **B**
¼ TL Ingwerpulver **B**
⅛ l Basensoße (Rezept Seite 67) **B**

Zubereitung:

Die vorbereitete Brasse auf beiden Seiten einschneiden, innen und außen salzen und ganz leicht pfeffern. Jeweils einen Thymian- und Petersilienzweig in die Bauchhöhle legen und die Oberseite des Fisches mit einem Thymianzweig belegen.

Gemüse putzen, in feine Streifen schneiden und auf dem Dämpfrost oder Einsatz verteilen. Mit Salz, Pfeffer und Ingwerpulver würzen und den Fisch darauflegen. Dampfzeit etwa 15–20 Minuten. Zuletzt evtl. mit etwas zerlassener Butter bepinseln. Dazu passen fein geschnittene, bunte Gemüsestreifen, etwas Blattspinat oder Mangold und die Basensoße.

Pro Portion: kcal 122   KH 2,62   EW 24,34   F 1,32   BE 0,0

Praktischer Teil

Forelle oder Saibling im Fischsud

2 Portionen

Zutaten:
1 Forelle oder 1 Saibling (ca. 250 g) geputzt *S*
1 mittelgroße Möhre (100 g) *B*
1 Fenchelknolle (100 g) *B*
15 weiße Pfefferkörner
1 Petersilienwurzel *B*
2–3 l Wasser
Salz
1 Stängel Petersilie *B*
2 Stängel Thymian *B*
1 Lorbeerblatt *B*
2 Wacholderbeeren *B*

Zubereitung:
Das geputzte und klein geschnittene Gemüse in einen großen, flachen Fischtopf geben. Wasser zugießen, Salz, Petersilie, Thymian, Lorbeerblatt, Pfefferkörner und Wacholderbeeren zufügen und alles eine gute halbe Stunde kochen lassen.

Den ausgenommenen Fisch einlegen und ca. 15–20 Minuten mehr ziehen als kochen lassen. Mit dem Einhangsieb herausnehmen und anrichten.

Tipp:
Diesem Fond können Sie durch Zugabe von etwas Weißwein und Weinessig eine besondere Geschmacksnote geben. Als Beilage servieren Sie Gemüse oder Dampfkartoffeln. Auch eine Basensoße passt dazu.

Pro Portion: kcal 167   H 3,82   EW 27,39   F 4,45   BE 0,0

Basische Grundrezepte

Um Missverständnissen vorzubeugen: Es geht nicht darum, das Fett ganz aus der Küche zu verbannen, sondern auf ein vernünftiges Maß zu reduzieren. Fett ist wichtig, einige Fette sind sogar lebensnotwendig. Außerdem benötigen wir Fett als Geschmacksträger und zur Aufnahme bestimmter fettlöslicher Vitamine.

Als Faustregel können Sie sich merken:

S Eiweißreiches, also Fleisch, Fisch, Käse, Getreide und Nüsse, ist bis auf Ausnahmen sauer.

B Ausnahmen: Hülsenfrüchte wie dicke Bohnen, Erbsen, Soja und Sojaprodukte sind basisch.

S Fette sind sauer.

S Hastig Hinuntergeschlucktes ist sauer, selbst wenn es rechnerisch basisch wirken müsste (weil sich daraus Gärungssäuren bilden).

Weg mit den Säuren!

- Nehmen Sie weniger Säure mit der Nahrung zu sich (säurespendende Lebensmittel reduzieren).
- Reduzieren Sie säurebildende Nahrungsmittel und Ernährungsgewohnheiten; so werden weniger Säuren durch Gärung im Darm gebildet.
- Steigern Sie Ihre Durchblutung, um säurebildenden Stoffwechsel zu verhindern.
- Sorgen Sie für ein vegetatives Gleichgewicht.
- Bewegen Sie sich mehr; achten Sie auf eine tiefere Atmung.

Fettreduziertes Essen muss zuerst einmal trainiert und dann langfristig durchgehalten werden. Dann gibt es auch eine reale Chance, das Gewicht zu halten. Gleichzeitig wird auch der Geschmack trainiert.

Praktischer Teil

Bevorzugen Sie die fettarmen Varianten bei Milch, Quark, Joghurt, Käse oder Wurst, bei Fleisch und Fisch.

Fettarmes Fleisch:
Fettarme Fleischstücke sind: Rinderhüfte, Rostbeef und Rinderfilet, Lammrücken oder Lammschulter, Kalbsrücken, Kalbsfilet, Geflügelfleisch wie Hähnchen oder Pute, ohne die Haut. Der Hauptfettanteil bei Hähnchen, Gans oder Pute sitzt unter der Haut. Wenn Sie auf die Haut nicht verzichten möchten, durchlöchern sie diese mit einem Metallspieß, das Fett kann dann ausgebraten werden.

Basische Kost – Vorschläge für einen Tag

- Essen Sie täglich zwei Stück gut reifes Obst, aber nicht nach 15 Uhr.
- Frühstücken Sie reichhaltig und vollwertig.
- Essen Sie täglich Basensuppen und reichlich Gemüse.
- Essen Sie mittags täglich frischen Salat mit guten kaltgepressten Ölen.
- Essen Sie am Abend Gemüsesuppen, Pellkartoffeln und Gemüsegerichte.
- Essen Sie nur selten Fleisch und Fisch; essen Sie nur kleine Portionen.
- Trinken Sie ausreichend Kräutertee oder Wasser.
- Bewegen Sie sich ausreichend.

Günstige Menüvorschläge

Günstige Menüvorschläge aus der Sicht des Säure-Basen-Haushaltes

Alle Rezepte finden Sie in den Mayr-Kochbüchern (siehe Anhang)

Suppe	Hauptgericht	Dessert
Kürbis-Basensuppe *B*	Hausgemachte Dinkelgnocchi *S*	Apfelcreme *B*
	Kartoffelroulade *B* mit Gemüse *B* und grünem Salat *B*	
	Rucola *B*-Risotto *S* mit Parmesan *S* und Salat *B*	
Petersilienwurzel-suppe *B*	Gebratenes Lammkarree *S* mit Gemüse *B*	Topfenstrudel *S*
	Hausgemachte Dinkel-nudeln *S* mit Auber-ginenragout *B*	
	Fleischlaibchen *S* mit Kartoffelpüree *B* und Salat *B*	
Rote Rübensuppe *B*	Gemüsequiche mit Spinat *B* und Salbei-soße *B*	Bananenterrine *B*
	Hirseschnitzel *S* mit Gemüsegarnitur *B* und Salat *B*	
	Kartoffelpizza *B* mit Spinatgemüse *B* und Sauerrahm *S*	
	Gemischter Gemüseteller *B* mit Salbeisoße *B*	

Praktischer Teil

Suppe	Hauptgericht	Dessert
Liebstöckel-Basensuppe *B*	Kalbsbraten *S* in Folie mit Gemüsegarnitur *B*	Malzkaffeecreme *S B*
	Kalbsrückensteak *S* mit Kartoffel *B* und Gemüse *B*	
	Gefülltes Zucchinigemüse *B* mit Ofenkartoffeln *B*	
Estragon-Gemüsesuppe *B*	Bachsaiblingfilet *S* mit Oreganosoße *B* und Wurzelgemüse *B*	Mohn-Topfenschnitte *S*
	Lachsforellenfilet gegrillt *S* mit Blattspinat *B* und Ofenkartoffel *B*	
	Frisch geriebenes Gemüseschnitzel mit *B* Spinat *B* und Schafskäse *S*	
Kerbel-Basensuppe *B*	Kartoffelauflauf *B* mit Frischkräutern *B*, Champignons *B* und Sauerrahm *S*	Orangencreme *S B*
	Kartoffelschnitzel *B* mit Gemüse *B* und Champignons *B*	
	Polenta mit Sauerrahm *S* und Wurzelgemüse *B* und Salat *B*	
	Gemischter Gemüseteller *B* mit Basensoße *B* und Schafskäse *S*	
Thymian-Basensuppe *B*	Geschnetzeltes Putenfleisch *S* mit Gemüsepüree *B*	Hirseroulade *S B*

Günstige Menüvorschläge

Suppe	Hauptgericht	Dessert
	Naturschnitzel von der Pute *S* mit Kartoffelpüree *B* und Gemüse *B*	
	Hirseauflauf *S* mit Kräutersoße *B* und Gemüsegarnitur *B*	
Spinat-Basensuppe *B*	Gemüselasagne *B* mit Zucchini *B* und Auberginen *B*	Dinkel-Apfelkuchen *S B*
	Dinkel-Gemüseravioli *S B* mit Radicchio *B* und Schafskäse *S*	
	Safran-Risotto *S* mit Topfennockerln *S* und Salat *B*	
Kürbis-Basensuppe *B*	Putenfleischröllchen *S* mit Minzensoße *B* und Gemüsegarnitur *B*	Topfenauflauf *S*
	Putenmedaillons gebraten *S* mit Gemüse *B* und Dampfkartoffel *B*	
	Couscous *S* mit Minzensoße *B* und Gemüse *B*	
Minzen-Basensuppe *B*	Kartoffelroulade *B* mit Oreganosoße *B* und Gemüsegarnitur *B*	Tiramisu-Creme *S B*
	Dinkelgnocchi *S B* mit Radicchio *B*, Spinat *B* und Parmesan *S*	
	Kürbisterrine *B* mit Gemüsegarnitur *B* und Basensoße *B*	

Praktischer Teil

Suppe	Hauptgericht	Dessert
Fenchel-Basensuppe *B*	Gefülltes Hühnerbrüst-chen *S* mit Rosmarin-soße *B* und Gemüse *B*	Linzer Schnitte *S*
	Hühnerfleisch am Spieß *S* mit Würfelkartoffel *B* und Gemüse *B*	
	Gefüllte Champignons *B* mit Anna-Kartoffeln *B* und Blattspinat *B*	
Thymian-Basen-suppe *B*	Zanderfilet mit Lachs-streifen *S* und Man-gold *B*	Kastaniencreme *B*
	Zander und Lachsfilet *S* gegrillt mit Basilikum-soße *B* und Spinat/Kartoffel *B*	
	Brokkoli-Kartoffelauflauf *B* mit Oreganosoße *B*	
Gelbe Rübensuppe *B*	Hirseauflauf mit Gemüse-ragout *B* und Sauerrahm	Mohr im Hemd *S B*
	Hirseschnitzel *S* mit Gemüse *B*, Schafskäse *S* und Salat *B*	
	Kartoffelpizza *B* mit Auberginenragout *B* und Schafskäse *S*	
Selleriesuppe *B*	Currygeschnetzeltes mit Karottenpüree *B* und Brokkoli *B*	Zitronencreme *S B*
	Curryschnitzel *S* mit Gemüsepüree *B* und gebratenen Bananen *B*	
	Polentakrapfen *S* mit Gemüseragout *B* und Sauerrahm	

Günstige Menüvorschläge

Suppe	Hauptgericht	Dessert
Frischkräutersuppe *B*	Topfennockerln *S* auf Blattspinat *B* mit Schafskäse *S* und Mangold *B*	Karottenschnitte *S B*
	Polentaknödel *S* auf Mangold *B* mit Karotten *B* und Parmesan *S*	
	Auberginen *B* und Zucchini gegrillt *B* mit Tomaten *B* und Schafskäse *S*	
	Kartoffelgulasch *B* mit Putenwurst *S* und Sauerrahm *S*	
Kürbis-Olivensuppe *B*	Kalbsrückensteak *S* mit Rosmarinsoße *B* und Gemüsegarnitur *B*	Topfenmus *S*
	Züricher Rahmgeschnetzeltes *S* mit Champignons *B* und Rösti *B*	
	Rucola- *B*, Risotto *S* mit Wurzelgemüse *B* und Champignons *B*	
	Spaghetti *S* mit Gemüsesugo *B*, Parmesan *S* und Salat *B*	
Liebstöckelsuppe *B*	Auberginenröllchen *B* mit Maisauflauf *S B* und Tomatenwürfel *B*	Mandelkuchen *S B*
	Kartoffelstrudel *B* mit Tomatenwürfel *B* und Gemüsegarnitur *B*	
	Frisch geriebenes Gemüseschnitzel *B* mit Salat *B*	

Praktischer Teil

Suppe	Hauptgericht	Dessert
	Kärntner Käsnudeln *S* mit Endiviensalat *B*	
Fenchelsuppe *B*	Gefüllte Zucchini *B* mit Kartoffelauflauf *B* und Minzensoße *B*	Apfelcreme *B*
	Hirseschnitzel *S* mit Mozzarella gratiniert *S* und Gemüse *B*	
	Topfennockerln *S* auf Blattspinat *B* mit Rübengemüse *B*	
	Polenta *S* mit Sauerrahm *S* und Rahmgemüse *B*, Salat *B*	
Brokkoli-Basensuppe *B*	hausgemachte Dinkelgnocchi *S B* mit Gemüsesugo *B* und *S*	Milchrahmstrudel *S B*
	Spinatkrapfen *S B* mit Champignons *B* und Gemüse *B*	
	Hirseauflauf mit Kräutersoße *B* und Gemüse *B*	
	Käsespätzle *S* mit Endiviensalat *B*	
Kürbis-Basensuppe *B*	Gemischter Fischteller *S* mit Blattspinat *B* und Wurzelgemüse *B*	Weincreme *S B*
	Zander mit Shrimps *S*, Blattspinat *B* und Wurzelgemüse *B*	
	Nudelauflauf *S* mit Basilikumtomaten *B* und Basensoße *B*	
	Fischterrine *S* mit Gemüse *B* und Blattspinat *B*	

Günstige Menüvorschläge

Suppe	Hauptgericht	Dessert
Rote Rübensuppe *B*	Kartoffelschnecken *B* mit Champignons *B* und Gemüse *B*	Kastanienkuchen *S B*
	Maispizza *S* mit Auberginen *B*, Zucchini *B* und Mozzarella *S*	
	Couscous *S* mit Gemüse *B* und Schafskäse *S*	
Blumenkohl-Spinat-suppe *B*	Gefülltes Hühnerbrüst-chen *S* mit Rosmarin *B* und Gemüsegarnitur *B*	Bratapfelcreme *B*
	Hirseschnitzel über-backen *S* mit Gemüse-garnitur *B*	
	Brathuhn *S* mit Brat-kartoffeln *B* und Salat *B*	
Waldmeistersuppe *B*	Zanderfilet *S* auf buntem Gemüse/Spinat *B* und Bachkressesoße *B*	Topfenstrudel *S*
	Seeteufelmedaillons *S* mit Gemüse *B* und Blattspinat *B*	
	Kartoffelauflauf *B* mit Spinat *B* und Champig-nons *B*	
Bärlauch-Basen-suppe *B*	Gemüselasagne *B* mit Schafskäse *S* und Salat *B*	Himbeercreme *B*
	Hausgemachte Dinkel-nudeln *S* mit Gemüse-sugo *B*	

85

Praktischer Teil

Suppe	Hauptgericht	Dessert
	Polenta *S* mit Sauer-rahm *S*, Gemüse *B* und Salat *B*	
	Polentanockerln *S* mit Rahmgemüse *B* und Bachkresse *B*	
Kressesuppe *B*	Kalbsbraten in Folie *S* mit Rosmarinsoße *B* und Wurzelgemüse *B*	Hiseroulade *S B*
	Kalbsrückensteak ge-grillt *S*, Rosmarinsoße *B* und Blattspinat *B*	
	Gefülltes Zucchinige-müse *B* mit Bärlauch-*B* Risotto *S*	
Kartoffel-Minzen-suppe *B*	Gebratene Zucchinischei-ben *B* mit Auberginen *B* und Hiseauflauf *S*	Apfelstrudel *S B*
	Couscous *S* mit Schafs-käse *S* und Basilikum-tomaten *B*	
	Kartoffelroulade *B* mit Kräutersoße *B* und Gemüsegarnitur *B*	
	Kartoffellaibchen *B* mit Kräutersoße *B* und Gemüse *B*	
Rucola-Basensuppe *B*	Kartoffel-Spinatauflauf *B* mit Champignons *B* und Frischkräutern *B*	
	Hirseschnitzel überbacken *S B* mit Kräutersoße *B* und Gemüsegarnitur *B*	

Günstige Menüvorschläge

Suppe	Hauptgericht	Dessert
	Fenchelgemüse ge-schmort *B* mit Blattspinat *B* und Wurzelgemüse *B*	
	Spaghetti *S* mit Gemüse-sugo *B* und Parmesan *S*, Salat *B*	
Champignonsuppe *B*	Gefülltes Putenschnit-zel *S*, Kräutersoße *B* und Gemüsegarnitur *B*	Kaffeecreme *S B*
	Züricher Rahmge-schnetzeltes *S* mit Rösti *B* und Wurzel-gemüse *B*	
	Gemüse-Zucchini-schnitzel *B* mit Schafs-käse *S* und Spinat *B*	
Fenchelsuppe *B*	Maisnockerln *S* mit Oreganosoße *B* und Gemüseragout *B*	Topfenschnitte *S*
	Maispizza *S* mit Auberginenragout *B* und Spinat *B*	
	Gemüseauflauf *B* mit Oreganosoße *B* und Spinatblätter *B*	
	Couscous *S* mit Gemüse *B* aus dem Wok	
Selleriesuppe mit Grün *B*	Zander und Saiblingfilet *S* auf Gemüsenudeln *B*, Basilikumsoße *B*	Zwetschgenknödel *S B*
	Gemischter Fisch-teller *S* mit Gemüse-nudeln *B* und neuen Kartoffeln *B*	

Praktischer Teil

Suppe	Hauptgericht	Dessert
	Dinkelravioli hausgemacht *S* mit Gemüsenudeln *B*	
	Käsespätzle *S* mit Endiviensalat *B*	
Majoran-Basensuppe *B*	Hausgemachte Dinkelspätzle, Champignons *B* und Schafskäse	Topfenschmarren *S*
	Hirseauflauf *S* mit Champignons *B* und Gemüsegarnitur *B*	
	Piccata *S* Milanese *B* mit Spaghetti *S* und Tomatensoße *B*	
Gemüsebouillon *B* mit Topfennockerl *S*	Wallerfilet gedämpft *S*, Bachkressesoße *B* und Blattspinat *B*	Kastaniencreme *B*
	Kartoffel-Fenchelauflauf *B* mit Bärlauch *B* und Bachkresse *B*	
	Calamari vom Rost *S*, Bärlauchstreifen *B* und neue Kartoffeln *B*	
Fenchelsuppe *B*	Puten-Terrine *S* mit Rosmarinsoße *B* und Gemüse *B*	Mangocreme *B*
	Rostbraten *S* mit Petersilienkartoffeln *B* und Endiviensalat *B*	
	Kartoffelrolle *B* mit Gemüseragout *B* und Minzensoße *B*	
Brennnessel-Basensuppe *B*	Kürbisterrine *B* mit Gemüsegarnitur *B* und Bachkresse *B*	Mürbteigschnitte *S*

Günstige Menüvorschläge

Suppe	Hauptgericht	Dessert
	Polentanockerln mit Gemüsegarnitur *B*	
	Rinder-Saftgulasch *S* mit Serviettenknödel *S* und Salat *B*	
	Spaghetti *S* Carbonara *S B* mit Endivien-salat *B*	
Feldsalatsuppe *B*	Grießknödel *S* mit Brokkoliflan *B* und Mangold *B*	Fruchtstrudel *S B*
	Kärntner Käsnudeln *S* mit zerlassener Butter *B*	
	Gemüseteller *B* mit Brokkoli *B*	
Tomatensuppe *B*	Gefüllte Ofenkartoffel *B* mit Mozzarella gratiniert *S*	Nusskoch *S*
	Lasagne mit Dinkel-Nudelteig *S* und Gemüsegarnitur *B*	
	Gebratener Reis *S* mit Gemüse *B* und Bär-lauch *B*	
Kürbissuppe *B*	Viktoria-Barsch mit Shrimps *S*, Wurzel-gemüse *B* und Kresse *B*	Apfelschnitte *S B*
	Kürbissoufflé *B* mit Bachkressesoße *B* und Salat *B*	
	Calamari vom Grill *S* mit Bachkressesoße *B* und neuen Kartoffeln *B*	

Praktischer Teil

Suppe	Hauptgericht	Dessert
	Hirseschnitzel *S* mit Spinatgemüse *B* und Kräutersoße *B*	
Selleriesuppe *B*	Radicchio gratiniert *B* mit Auberginenscheiben *B* und Tomaten *B*	Tiramisu ohne Ei *S B*
	Gemüseteller *B* mit Couscous *S*	
	Polenta *S* mit Sauerrahm *S* und Gemüse *B*, Salat *B*	
Sellerie-Basensuppe *B*	Spargelrisotto *S* mit Rucola *B* und Kirschtomaten *B*	Milchrahmstrudel *S B*
	Dampfnudeln *S* mit Vanillesoße *B* oder Kompott *S*	
	Dinkelgnocchi *S B* mit Spargel und Rucola *B*	
Kerbelsuppe *B*	Kartoffelnockerln *B* mit Spinat *B* und Bachkressesoße *B*	Diplomatencreme *B*
	Kärntner Dinkelspätzle *S* mit Frühlingsgemüse *B*	
	Hirseschnitte *S* mit Liebstöckelsoße *B* und Gemüse *B*	
Rucolasuppe *B*	Kalbsvogerl gebraten *S*, Champignonsoße *B* und Gemüsepüree *B*	Bratapfelcreme *B*
	Rindsroulade *S* mit Kartoffelpüree *B* und Salat *B*	

Günstige Menüvorschläge

Suppe	Hauptgericht	Dessert
	Gemüsequiche *S B* mit Kerbelsoße *B* und Salat *B*	
Gelbe Rübensuppe *B*	Spargelspitzen *S* mit Soße Hollandaise *B* und neuen Kartoffeln *B*	Dinkel-Apfelkuchen *S B*
	Basmati-Reis *S* mit Gemüseragout *B*	
	Dinkel-Käsnudeln *S* mit Kirschtomaten *B* und Butter *B*	
Karottensuppe *B*	Hühnertopf *S* mit Wurzelgemüse *B*	Rhabarberkuchen *S*
	Kartoffelschnitzel *B* mit Mozzarella *S* und Salat *B*	
	Maispizza *S B* mit Auberginen *B* und Zucchini *B*	
	Dinkelnudeln *S* mit Auberginenragout *B* und Salat *B*	
Zucchinisuppe *B*	Kartoffelstrudel *B* mit Gemüsegarnitur *B* und Kerbelsoße *B*	Bananen-Reis-kuchen *S B*
	Gemüseblech *B* mit Zucchini *B* und Auberginen	
	Spaghetti Bolognese *S* mit Parmesan *S* und Salat *B*	
	Spinatnudeln *S B* mit Gemüseragout *B*	

Praktischer Teil

Suppe	Hauptgericht	Dessert
Rote Rübensuppe mit Meerrettich **B**	Gekochter Tafelspitz **S**, Cremespinat **B** und Stürzkartoffeln **B**	Schoko-Vanille-creme **S B**
	Zwiebelrostbraten **S** mit Bratkartoffeln **B** und Endiviensalat **B**	
	Zucchiniröllchen **B** mit Couscous **S** und Kirschtomaten **B**	
Brokkoli-Suppe **B**	Topfennockerln **S**, Blattspinat **B**, Karotten-gemüse **B**	Kastaniencreme **B**
	Polentanockerln **S**, Blattspinat **B**, Karotten-gemüse **B**	
	Gemüseschnitzel **B**, Blattspinat, **B** Basen-soße **B**	
	Kartoffelgulasch **B** mit Putenwurst **S** und Sauerrahm **S**	
Legierte Kümmel-suppe **B**	Kalbsrückensteak **S** mit Champignons **B** und Ofenkartoffeln **B**	Hiseroulade **S B**
	Zucchinigemüse gefüllt **B**	
	Gemüseschnitzel **B** mit Oregano **B**	
	Kärntner Käsnudeln **S** mit zerlassener Butter **B** und Blattsalat **B**	
	Nudelauflauf **S B** gratiniert mit Endivien-salat **B**	

Günstige Menüvorschläge

Suppe	Hauptgericht	Dessert
Sellerie-Basen-suppe *B*	Champignonschnitzel *B* mit Gemüsegarnitur *B*	Joghurt-pudding *S B*
	Kartoffelschnitzel *B* frisch gerieben, mit Gemüse *B*	
	Currygeschnetzeltes *S* mit Kartoffelpüree *B* und Salat *B*	
	Hirse-Käsekrapfen *S* mit Thymiansoße *B* und Gemüsegulasch *B*	
Blumenkohl-Basen-suppe *B*	Bunter Gemüseteller *B* mit Kartoffelscheiben und Kräutersoße *B*	Tiramisu ohne Ei *S B*
	Auberginen- *B* Gemüse-topf *B* mit Dinkelgetreide *S* und Basensoße *B*	
	Spaghetti-Bolognese *S* mit Endiviensalat *B*	
	Rindsbraten *S* mit Rahm-soße *B* und Servietten-knödel *S*	
Champignonsuppe *B*	Frisch gehacktes Kalb-steak *S* mit Sellerie-stangen *B* und Brokkoli *B*	Mascarpone-Creme *S B*
	Hausgemachte Gnocchi *S B* mit Butter *B* und Parmesan *S*, Salat *B*	
	Hackbraten *S* mit Zwiebelsoße *B* und Endiviensalat *B*	

Praktischer Teil

Suppe	Hauptgericht	Dessert
	Lammkarree **S** mit Minzensoße **B** und Gemüse **B**, Salat **B**	
Klare Gemüsesuppe **B**	Zucchinilasagne **B** mit Wurzelsugo **B** und Mozzarella **S**	Gedeckter Apfelkuchen **S B**
	Perlweizen **S** mit Sauerrahm **S**, Sojasoße **B** und Gemüse **B**	
	Bircher-Benner-Kartoffeln **B** mit Gemüse **B** und Schafskäse **S**	
	Gefüllte Ofenkartoffel **B** mit Gemüsesugo **B** und Schafskäse **S**	
Kürbissuppe **B**	Spaghetti **S** Carbonara **S B** mit Parmesan **S** und Salat **B**	Heidelbeercreme **B**
	Kalbsrollbraten **S**, Rosmarinsoße **B** und Kürbisgemüse **B**	
	Kartoffelroulade **B** mit Champignons **B**, Karotten **B** und Spinat **B**	
	Fenchelgemüse geschmort **B**, Blattspinat **B** und Maisauflauf **S B**	
Tomatensuppe **B**	Gefülltes Kalbsschnitzel **S** mit Basensoße **B** und Gemüse **B**	Topfenkuchen **S**
	Dinkel-Vollwertnudeln **S** mit Gemüseragout **B** und Schafskäse **S**	

94

Günstige Menüvorschläge

Suppe	Hauptgericht	Dessert
	Kartoffelpizza *B* mit Gemüseragout *B* und Salat *B*	
	Krautfleckerln *S B* mit Salat *B*	
	Matrosenfleisch *S* mit Gemüse *B* und Basensoße *B*	
Karottensuppe *B*	Brokkoli-Karoffelauf-lauf *B* mit Kräuter-soße *B*	Gervais-Soufflé *S*
	Gemüsetopf *B* mit Hühnerfleisch *S*	
	Paprikahuhn *S* mit Kartoffelnockerln *B* und Salat *B*	
	Zanderfilet *S* mit Basilikum *B* und Gemüsenudeln *B*	
Brokkolisuppe *B*	Esterházy-Rinder-schnitzel *S* mit Wurzel-gemüse *B* und Püree *B*	Granatapfel-creme *B*
	Serviettenknödel *S* mit Gemüseragout *B* und Salat *B*	
	Rinder-Saftgulasch *S* mit Kartoffeln *B*	
	Champignon- *B* Kräuter- *B* Risotto *S* mit kleinem Gemüse *B*	
	Rehmedaillons *S* mit Apfel *B* und Stürz-kartoffeln *B*	

95

Praktischer Teil

Suppe	Hauptgericht	Dessert
Minzen-Basensuppe *B*	Kartoffelauflauf *B* mit Blattspinat *B* und Thymiansoße *B*	Tiramisu-Creme *S B*
	Dinkel-*S* Kartoffel-gnocchi *B* mit Spinat *B* und Parmesan	
	Puten-Wurstnudeln *S* mit Salat *B*	
Zucchinisuppe mit Ingwer *B*	Auberginenscheiben *B* mit Tomaten *B* und Schafskäse *S*	Kaiserschmarren *S*
	Kartoffelschnecken *B* mit Brokkoligemüse *B* und Champignons *B*	
	Polentakrapfen *S* mit Wurzelgemüse *B* und Sauerrahm *S*	
	Steinpilz-*B* Gemüse-*B* Risotto *S* mit Brokkoli *B* und Salat *B*	
Fenchelsuppe *B*	Szegediner Gulasch *S* von der Pute mit Sauer-kraut und Kartoffeln *B*	Bananencreme *B*
	Blattspinat *B* mit Spiegelei *S B* und gebratenen Kartoffel-scheiben *B*	
	Neue Kartoffeln *B* mit Champignons *B* und Gemüsegarnitur *B*	
	Rindsroulade geschmort *S* mit Kartoffelpüree *B* und Salat *B*	

Günstige Menüvorschläge

Suppe	Hauptgericht	Dessert
Stangensellerie-suppe *B*	Bachsaiblingfilet gedämpft *S*, Spinat-blätter *B*, Wurzelge-müse *B*	Grießflammeri *S*
	Tiroler Gröstl *B* mit grünem Salat *B*	
	Gefüllte Zucchini *B* mit Champignons *B* und Blattspinat *B*	
	Spinatnockerln *B* mit Fenchel *B* und Salbei-Radicchio *B*	
Liebstöckelsuppe *B*	Nudelauflauf *S* mit Basilikum *B* und Mozzarella *S*	Karottenkuchen *S B*
	Lachs und Zanderfilet gebraten *S*, Majoran-soße *B* und Salat *B*	
	Kartoffelauflauf *B* mit Bärlauch *B* und Schafskäse *S*	
	Rucola-*B* Topfenockerln *S* mit Feldsalat *B*	
Mangold-Spinat-suppe *B*	Spargelgemüse *S* mit Soße Hollandaise *B* und Dampfkartoffeln *B*	Apfelkuchen *S B*
	Geschnetzeltes Rind-fleisch *S* mit Kartoffel-püree *B* und Gemüse *B*	
	Gemüselasagne *B* mit Zucchini *B*, Auberginen *B* und Mozzarella *S*	
	Kalbsragout *S* mit Gemüsegarnitur *B* und Champignons *B*	

97

Praktischer Teil

Suppe	Hauptgericht	Dessert
Kressesuppe *B*	Hirse- *S* Gemüsetopf *B* mit Spargel *S* und Spinat *B*	Erdbeercreme *B*
	Spargelrisotto *S* mit Rucola *B* und Kirschtomaten *B*	
	Spinat *B* mit Spiegelei *S B* und Röstkartoffeln *B*	
	Kürbisterrine *B* mit Gemüse *B* und Kräutersoße *B*	
Gelbe Rübensuppe *B*	Hühnerfilet im Wok *S* mit Champignons *B* und Frühlingsgemüse *B*	marinierte Feigen *B*
	Dinkel-*S* Gemüse-*B* Ravioli S mit Blattspinat *B* und Schafskäse *S*	
	Dinkel-*S* Kartoffelgnocchi *B* mit Rucola *B* und Parmesan *S*	
Bohnenkrautsuppe *B*	Kalbfleischknödel *S* auf Gemüse *B* mit Rosmarinsoße *B*	Vanillecreme *B*
	Maischolle *S* mit Sommergemüse *B*, Basilikumsoße *B* und Salat *B*	
	Calamari vom Rost *S* mit Bärlauchstreifen *B* und Dampfkartoffeln *B*	
	Champignons gefüllt *B* mit Tomatenragout *B* und neuen Kartoffeln *B*	

Günstige Menüvorschläge

Suppe	Hauptgericht	Dessert
Liebstöckelsuppe *B*	Polenta *S* mit Rahm-gemüse *B*	Karottenschnitte *S B*
	Spargel mit Brokkoli *B* und Soße Hollandaise *B*, neue Kartoffel *B*	
	Hausgemachte Dinkel-nudeln *S* mit Tomaten-ragout *B* und Parmesan *S*	
	Entenbrust gebraten *S*, Kürbisgemüse *B*, Fenchelpüree *B*, Salat *B*	
	Gemüsestrudel *B*, Paradeissoße *B*, Brokkoli *B*, Parmesan *S*	
Frischkräutersuppe *B*	Maisauflauf *S B* mit Gemüsegarnitur *B* und Basensoße *B*	Mandelcreme *B*
	Pfifferling-*B* Risotto *S* mit Parmesan *S* und Kräutersoße *B*	
	Gemüseblech *B* mit Auberginen-Zucchini-Kartoffeln *B*	
	Putenmedaillons *S* mit Kartoffellaibchen *B* und Gemüse *B*	
Bunte Gemüse-suppe *B*	Kartoffellaibchen *B* mit Tomaten *B*, Mozzarella *S* und Gemüse *B*	Zitronencreme *S B*
	Polentaknödel *S* auf Gemüse *B* mit Sauer-rahm *S*	

Praktischer Teil

Suppe	Hauptgericht	Dessert
	Gefüllte Ofenkartoffeln *B* mit Gemüseragout *B*, Salat *B*	
	Marinierte Zucchini *B* mit Tomaten *B* und Schafskäse *S*	
Kräutersuppe *B*	Goldbarschfilet *S* mit Mangold Spinat *B* und Wurzelgemüse *B*	Johannisbeer-kuchen *S B*
	Gemüseteller mit Zucchini *B* und Auberginen *B* -Hirse-krapfen *S*	
	Brathuhn *S* mit Brat-kartoffeln *B* und Salat *B*	
	Risotto *S* mit Gemüse *B* und Eierschwammerln *B*, Salat *B*	
Kürbissuppe *B*	Lamm rosa gebraten *S* mit Gemüsegarnitur *B* und Thymiansoße *B*	Obst *B*
	Bircher-Benner-Kartoffeln *B* mit Mangold *B* und Kräutersoße *B*	
	Gemüse-*B* Reis *S* mit Eierschwammerln *B* und Kräutersoße *B*	
	Dinkel-Käsespätzle *S* mit Kräutersoße *B* und Salat *B*	
Karottensuppe *B*	Frisch gehacktes Puten-steak *S* mit Gemüse-garnitur *B*	Schokomousse *S*

Günstige Menüvorschläge

Suppe	Hauptgericht	Dessert
	Spinatknödel *B* auf Gemüseragout *B* mit Schafskäse *S*	
	Serviettenknödel *S* mit Pfifferlingragout *B*	
	Maiskolben *B* mit zerlassener Butter und Salat *B*	

Praktischer Teil

Das Wichtigste über Einkauf und Lagerung von Lebensmitteln

Fette

Bei der Lagerung von Fetten ist zu bedenken, dass Mikroorganismen und fetteigene Enzyme mithilfe von Luft, Licht und Wärme zum Fettverderb beitragen.

▶ **Butter kühl lagern**, am besten bei Temperaturen zwischen 4–6 °C. Butter gut verpacken und nicht neben Fisch, Huhn, Zwiebeln oder stark riechenden Lebensmitteln aufbewahren. Sie nimmt den Geruch auf.

▶ **Gute Öle reagieren besonders empfindlich auf Sauerstoff- und Lichteinwirkung.** Darum sind helle Glas- oder Kunststoffflaschen zur Aufbewahrung nicht geeignet. Am besten geeignet sind Konservendosen. **Bei Anbruch der Dosen oder Flaschen** wird durch jede Entnahme die Luftsäule über dem Öl größer und damit auch die zum Verderb führende Luft- und Sauerstoffmenge. Darum empfiehlt es sich, nur kleine Dosen oder Flaschen zu kaufen. Größere Dosen sollten in kleine umgefüllt werden. **Kaltgepresste Öle** sollen immer im Kühlschrank aufbewahrt werden. Olivenöl wird dickflüssig und muss daher kurz vor Gebrauch aus dem Kühlschrank genommen werden.

▶ Plattenfette sind – kühl und dunkel aufbewahrt – viele Monate lagerfähig.

Käse

Einkauf

Einteilungsmerkmale sind neben der Herstellungsart und verwendeten Milchart vor allem der Wassergehalt und Fettgehalt. Entsprechend dem Wassergehalt teilt man sechs Gruppen ein: Frischkäse, kurz gereifter Käse (Sauermilch-

Das Wichtigste über Einkauf und Lagerung

käse), Weichkäse, halbfester Schnittkäse, Schnittkäse und Hartkäse.

Zieht man von der Käsemasse den Wassergehalt ab, erhält man die Trockenmasse, die sich wiederum in Fett und fettfreie Trockenmasse unterteilen lässt. Die Trockenmasse ist also die Substanz, die übrig bleibt, wenn dem Käse das Wasser entzogen ist. In der Regel kann man davon ausgehen, dass der realistische Fettgehalt ca. die Hälfte beträgt.

Lagerung

► Käse nicht zu kühl lagern und vor Licht schützen. Im Kühlschrank das Käse- bzw. Gemüsefach benutzen.

► Käse vor den Austrocknen bewahren – darum nicht unverpackt lagern.

► Da Käse weiterreift, sollte er nicht völlig luftdicht verpackt werden. Eventuell Löcher in die Verpackungsfolie stechen.

► Geöffnete Packungen sollten innerhalb von 2–3 Tagen verbraucht werden. Ungeöffnete Packungen bleiben 2–3 Wochen frisch.

► Zur besseren Geschmacksentfaltung empfiehlt es sich, den Käse 1–2 Stunden vor dem Verzehr aus dem Kühlschrank und der Verpackung zu nehmen.

► Geriebener Käse hält sich in geöffneter Packung im Kühlschrank 2–3 Wochen. Im Haushalt frisch geriebenen Käse sofort verbrauchen oder einfrieren.

► Gereifter Käse mit Weißschimmel (Camembert) sollte nicht länger als 2–3 Tage im Kühlschrank lagern.

Geflügel

Einkauf und Lagerung

► Frisches Geflügel erkennt man an spitzen Krallen, hellrotem Schnabel und festem Fleisch.

► Die Fütterung und Bodenhaltung bestimmt den Geschmack entscheidend.

103

Praktischer Teil

▶ Bei tiefgefrorenem Geflügel auf einwandfreie Verpackung ohne Löcher und Risse achten. Gefrierbrand entsteht, wenn zu viel Luft an das Fleisch gelangt. Die weißlichen Stellen im Fleisch sind zwar nicht schädlich, aber zäh und trocken.

▶ Keine Ware kaufen, die einmal aufgetaut war. Das sieht man an Schneebildung oder wieder eingefrorenem Fleischsaft.

▶ Nur aus gepflegten Truhen kaufen. Sie sollten nicht vereist und auch nicht über die Stapelmarke hinaus gefüllt sein.

▶ Raumtemperaturen sind zum Auftauen ungünstig, denn dabei vermehren sich am Fleisch haftende Keime sehr schnell. Im Kühlschrank auftauen ist besser.

Achtung!

Die Gefahr der **Salmonelleninfektion** ist bei Geflügel besonders groß. Kochen und Braten tötet Salmonellen zwar ab, doch die Minusgrade in der Gefriertruhe überstehen sie sehr gut. Kritisch ist also nur der Umgang mit dem ungegarten Fleisch. Für die Küche gilt:

▶ Geflügel sauber waschen und mit Küchenkrepp trocken tupfen.

▶ Kontakt zu anderen Lebensmitteln meiden.

▶ Schüsseln oder Bretter, Bürsten und Lappen nach Gebrauch gründlich mit viel heißem Wasser spülen – und die Hände natürlich auch.

▶ Das Geflügel gut durchgaren. Auch im Innern müssen mindestens 75 °C für mindestens 10 Minuten erreicht werden. Das stellt man am sichersten mit einem Fleischthermometer fest. Nicht am Knochen messen, wo das Fleisch immer heißer ist, sondern mitten im Muskel.

Das Wichtigste über Einkauf und Lagerung

Fleisch

Lagerung

Fleisch sollte nicht in Plastikverpackungen aufbewahrt werden. Nach dem Einkaufen also sofort auspacken, damit die Luftzufuhr gewährleistet ist. Zur Aufbewahrung eignen sich am besten Porzellan- oder Metallschüsseln, die mit einem Teller abgedeckt werden. Vakuumverpacktes Fleisch einige Stunden vor Gebrauch aus der Packung nehmen, damit es gut auslüften kann!

Lagerdauer im Kühlschrank (2 °C–3 °C):
- rohes Fleisch 4–5 Tage
- zubereitetes Fleisch 2–6 Tage
- rohes Hackfleisch höchstens 6–8 Stunden

Fleisch lässt sich gut **tiefgefrieren**. Zum Einfrieren das Fleisch in Spezialfolie möglichst luftdicht einpacken und 8–12 Stunden bei mindestens -25°C einfrieren lassen.

Lagerdauer im Tiefkühlschrank (-18 °C)
- Rindfleisch ca. 10–12 Monate
- Schweinefleisch ca. 5–6 Monate
- Lamm-/Hammelfleisch ca. 6–10 Monate
- Kalbfleisch ca. 6–9 Monate
- Hackfleisch ca. 2–3 Monate

Fisch

Einkauf

Beim Einkauf von Frischfisch gibt es Anzeichen, an denen man erkennen kann, ob es sich um frischen Fisch handelt:

▶ Das Auge muss klar und glänzend sein und leicht hervorstehen.

▶ Die Kiemen müssen hellrot oder dunkelrosa sein – auf keinen Fall braun oder graurot.

Praktischer Teil

▶ Die Schuppen müssen fest und glatt anliegen.
▶ Das geronnene Blut im Inneren darf sich nicht schwarzbraun verfärbt haben.
▶ Frischer Fisch ist immer fest und elastisch. Berührt man ihn mit den Fingern, dürfen keine Abdrücke zurückbleiben.
▶ Fisch muss frisch riechen und nicht nach Ammoniak; intensiver Fischgeruch ist ein Hinweis auf lange Lagerzeiten.

Lagerung

Fische verderben wegen ihres hohen Wassergehaltes und ihrer trockenen Muskulatur sehr schnell. Deshalb ist frischer Fisch stets kühl zu lagern, am besten auf gestoßenem Eis. Im Kühlschrank ist der kälteste Ort zu wählen. Zum Einfrieren eignen sich nur frisch gefangene Fische. Seefisch sollte nur eingefroren werden, wenn das Einfrieren unmittelbar nach dem Fangen möglich ist. Vor dem Einfrieren sollten Fische vorbereitet werden: ausnehmen und wenn nötig, entschuppen. Zum Auftauen den Fisch nicht in Wasser legen (auslaugen)!

■ Gemüse und Obst

Einkauf und Lagerung

Beim Einkauf von Gemüse und Obst sollte man stets auf die Frische achten, da eine längere Lagerung immer zu Vitaminverlusten und auch erhöhtem Abfall führt. Lagern Gemüse und Obst vor den Geschäften oder auf Märkten, so sind sie bei entsprechender Sonneneinstrahlung schnell welk, ganz abgesehen von einer möglichen Belastung mit Schadstoffen.

Obst und Gemüse lassen sich im Allgemeinen nur kurzfristig lagern. Hierbei sollte man den Kühlschrank bzw. kühle Kellerräume oder eine Speisekammer bevorzugen. Hilfreich ist auch das Einschlagen in Frischhaltefolie. Wurzelgemüse und Kernobst lassen sich relativ lange lagern, da sie gegen

Das Wichtigste über Einkauf und Lagerung

Verdunstung einigermaßen geschützt sind. Die Lagerung sollte jedoch stets getrennt geschehen, da Obst und Gemüse sich gegenseitig beeinflussen, wodurch eine Qualitätsminderung hervorgerufen wird.

Salate sollten Sie ohne Folien im Gemüsekühlfach aufbewahren, danach die äußeren Blätter entfernen, Salat schnell in ausreichend Wasser waschen, abtropfen und anmachen.

Frischkräuter

Kräuter gehören unbedingt zu einer gesunden Küche. Inzwischen kann man die meisten Kräuter im Topf kaufen und je nach Bedarf frisch abschneiden. Oder Sie kaufen kleine Kräuterbündchen, die Sie am besten in ein feuchtes Tuch einschlagen und ins Gemüsekühlfach legen. Geschnittene Frischkräuter werden mit Klarsichtfolie abgedeckt und gekühlt. Kräuter in Öl eingelegt gibt es ebenso zu kaufen, auch diese gehören – gut verschlossen – in den Kühlschrank.

Getreide

Getreide sollten Sie in nicht zu großen Mengen kaufen und in einem kühlen Schrank lagern. Das Getreide immer erst kurz vor Verwendung fein mahlen und immer nur so viel, wie Sie gerade benötigen. Wenn Getreidemehl gelagert wird, dann am besten in gut verschließbaren Behältern. Sauerstoffreiche Luft führt zu Nährwert- und Geschmacksverlust!

Tipp:
Fast jeder Supermarkt hat heutzutage schon eine eigene Bioecke, wo Sie gute Produkte aus biologischem Anbau kaufen können. Achten Sie beim Einkauf auf Herkunft und Qualität bei den einzelnen Lebensmitteln. Was die Lagerung betrifft gelten oben angeführte Punkte!

Literatur

Collier, R.: Wie neugeboren durch Darmreinigung, Gräfe und Unzer

Lützner, H.: Wie neugeboren durch Fasten, Gräfe und Unzer

Mayr, P.: Leicht bekömmliche Bio-Küche, Karl F. Haug Verlag

Mayr, P., Stossier, H.: Gesund leben durch die Eiweiß-Abbau-Diät, Karl F. Haug Verlag

Rauch, E.: Die Darmreinigung nach Dr. F.X. Mayr, Karl F. Haug Verlag

Rauch, E., Mayr, P.: Milde Ableitungsdiät, Karl F. Haug Verlag

– Schnell & einfach: Milde Ableitungsdiät, Karl F. Haug Verlag

Worlitschek, M: Original Säure-Basen-Haushalt, Karl F. Haug Verlag

– Die Praxis des Säure-Basen-Haushaltes, Karl F. Haug Verlag

– Gesunde Ernährung bei Rheuma, Karl F. Haug Verlag

– Schmackhaft kochen für chronisch Kranke, Karl f. Haug Verlag

Ein Griff und Sie wissen Bescheid

Buchtipp für Sie!

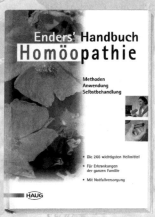

- Informieren Sie sich über 266 homöopathische Arzneien und deren richtige Dosierung.
- Praktisch auch nach Symptomen geordnet: So finden Sie sofort die wirksamste Behandlung bei über 140 Erkrankungen.
- Von einem bekannten homöopathischen Arzt geschrieben.

528 S., geb.
ISBN 3-8304-0808-0

Karl F. Haug Verlag
im Vertrieb TRIAS
Postfach 30 11 07
70451 Stuttgart

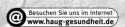
Besuchen Sie uns im Internet
www.haug-gesundheit.de

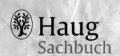
Haug Sachbuch

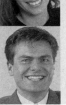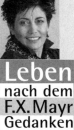

Das berühmte Original zur Welterfolgs-Kur

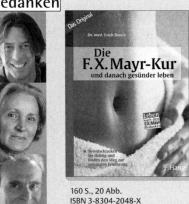

160 S., 20 Abb.
ISBN 3-8304-2048-X

- Entschlacken Sie erfolgreich nach den Original-Regeln von Dr. F.X. Mayr.

- So tun Sie Ihrem Körper Gutes und beugen Krankheiten dauerhaft vor.

- Nutzen Sie viele praktische Tipps für ein Leben nach dem Mayr-Gedanken.

Karl F. Haug Verlag
im TRIAS-Vertrieb
Postfach 30 11 07
70451 Stuttgart

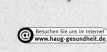

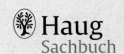
Haug Sachbuch

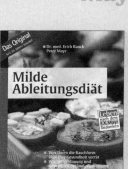

Ideal für die Aufbau-Wochen nach Ihrer Mayr-Kur

Leben nach dem F.X. Mayr Gedanken

272 S., 18 Fotos
ISBN 3-8304-2047-1

- Entdecken Sie die mildeste Kur-Variante nach Dr. F.X. Mayr.

- Entschlacken Sie in drei Stufen Ihren Körper und verbessern Sie so Ihre Gesundheit.

- Mit den originalen Rezepten aus der renommierten Mayr-Klinik von Dr. Rauch.

Karl F. Haug Verlag
im TRIAS-Vertrieb
Postfach 30 11 07
70451 Stuttgart

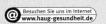
Besuchen Sie uns im Internet
www.haug-gesundheit.de

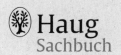
Haug Sachbuch

Entdecken Sie die natürliche Heilweise mit langer Tradition

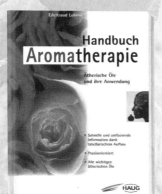

- Lesen Sie alles über die heilende Wirkung von 13 Basis-Ölen und 75 ätherischen Ölen.

- Hier finden Sie für die häufigsten Erkrankungen sofort das passende Öl.

- Praktisch: So stellen Sie heilsame Raumdüfte, Bäder, Massagen oder Packungen ganz leicht selbst zusammen.

244 S., 44 Abb., geb.
ISBN 3-8304-0857-9

Karl F. Haug Verlag
im Vertrieb TRIAS
Postfach 30 11 07
70451 Stuttgart

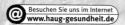

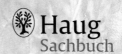